걷는 법을 바꾸면
통증이 사라진다

기데라 에이시 지음 │ 지소연 옮김

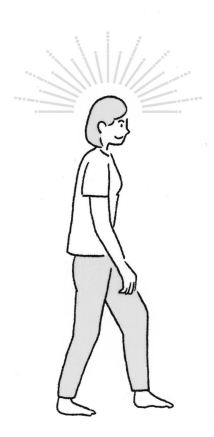

길벗

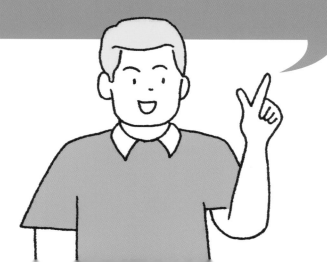

하루하루
당신이 내딛는 걸음이
건강을 지켜줍니다.

평소 많이
걷지 않는다면

이번 기회에 함께 고쳐볼까요?

"가장 무서운 일은 **걷지 않는 습관이**
그대로 굳어지는 것입니다."

걷기의 효과

일상생활에서 움직임이 수월해진다

일상생활에서 우리가 하는 동작들은 모두 걷기와 관련이 있습니다. 보행 시 몸의 중심 이동이나 자세를 유지하는 방식은 일상의 움직임을 뒷받침해 줍니다.

일상생활에 필요한 최소한의 근력을 유지한다

몸을 지탱하거나 이동하는 데 필요한 근력을 유지하고 근력이 지나치게 저하되지 않도록 막아줍니다.

혈액순환을 도와 건강한 몸을 만든다

발은 혈액을 심장으로 보내는 펌프 역할을 합니다. 따라서 혈액순환이 개선되고 영양과 산소를 원활하게 운반해 줍니다.

이제 **이동 방법**으로써 **걷기의 기술**을 배워봅시다!

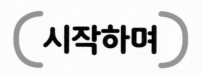

이 책을 읽어주셔서 진심으로 감사드립니다. 검도 전문가인 제가 걷기에 관한 책을 펴낼 수 있게 되리라고는 꿈에도 생각지 못했습니다. 구체적인 방법에 관해서는 이후 설명하도록 하고, 지금은 제가 '걷기'를 연구하고 실천하게 된 이유를 이야기해 보고자 합니다. 무엇이 저를 걷기의 세계로 인도했는지 알게 된다면 걷기에 대한 독자 여러분의 관심도 한층 더 깊어지리라 믿습니다.

저는 평생 검도와 함께했습니다. 중학교부터 고등학교, 대학교까지 줄곧 검도와 더불어 생활해 왔지요. 대학교를 졸업한 후에도 검도를 손에서 놓지 않았고 고등전문학교에서 중고등학생들에게 검도를 가르쳤습니다. 그리고 지금은 규슈공립대학 스포츠 학부에서 검도 및 무도의 이론과 실전을 가르치면서 검도부의 부장 겸 감독을 맡고 있습니다. 검도를 직접 수련하고 지도하면서 어느 날 한 가지 커다란 의문이 고개를 들었습니다. 옛 검도와 지금의 검도는 어째서 이리도 다른가 하는 궁금증이었지요. 호기심 왕성한 저는 그 원인을 찾기 시작했고, 그 원인이 바로 걷는 법에 있다는 사실을 깨달았습니다. 그리고 놀랍게도 옛 검도의 토대가 된 걸음걸이는 오래 걸어도 쉽게 지치지 않는다는 사실도 알게 되었습니다.

저는 2004년 일본의 스키저널출판사에서 《진정한 난바 나미아시》라는 저서를 출간했습니다. 나미아시(常歩)란 몸의 중심을 두 개의 축에 두어 자연스러운 움직임을 이끌어내는 걸음걸이로, 일본 고유의 걷기라 하는 '난바(難場) 걸음'에서 발전된 방식입니다. 이 책은 걷는 법과 검도에 관한 지식을 정리한 내용이었는데, 책이 출간된 이후 많은 의료 전문가에게 메일과 편지를 받았습니다. 의료 분야에 종사하는 전문가들이 '걷는 법을 바로잡는 것'이야말로 치료의 기본이라고 생각한다는 사실을 알 수 있었지요. 그리고 2, 3년이 지나자 독자 여러분의 기쁨과 감사가 담긴 소식이 쏟아졌습니다.

무릎과 허리 통증이 훨씬 좋아졌어요.
무지외반증 때문에 많이 아팠는데 통증이 사라졌어요.
덕분에 고관절 수술을 하지 않게 되었어요.
마라톤 기록을 30분 넘게 단축했어요!
아킬레스건이 찢어져서 고생했는데 편하게 움직일 수 있게 되었어요.

옛 검도의 바탕이 되는 걸음걸이는 많은 사람을 통증에서 해방시키고 운동 능력과 성과 또한 크게 높여줍니다. 한국 질병관리청 자료에 따르면 37%가 넘는 사람들이 하루에 30분 이상 '걷기 운동'을 실천한다고 합니다. 따로 시간을 내서 걷지는 않더라도 출퇴근 시간 등을 이용해 걷는 사람까지 합하면 더 많은 사람이 걷기 운동을 한다고 볼 수 있겠지요. 하지만 일반적으로 지금 사람들에게 장려하는 '걷기'는 일정 거리를 걸었을 때 되도록 많은 에너지를 소비하는 것이 목표입니다. 다이어트가 목적인 젊고 건강한 사람에게는 적합하지만, 어느 정도 나이가 있는 사람이나 통증이 있는 사람에게는 몸에 부담을 많이 주는 방식이지요.

이 책에서는 다양한 '걷기'를 소개합니다. 가장 먼저 제가 권장하는 걷기의 기본을 알아보고자 합니다. 그리고 통증에 따라 증상의 원인이 되는 걸음과 개선 방법을 소개합니다. 물론 통증의 원인은 사람마다 제각각 다르지만, 가장 대표적이라 볼 수 있는 원인과 걷는 법을 다루었습니다. 나아가 상황에 맞는 걸음걸이도 살펴봅니다. 일상의 다양한 상황 속에서 약간의 요령으로 훨씬 편안하게 걸을 수 있습니다. 그리고 산에 오를 때나 달리기를 할 때 적합한 방법도 함께 알아봅니다. 부디 많은 분께 도움이 되기를 바랍니다. '걷는 법'을 조금만 바꾸면 요통, 무릎 통증, 무지외반증 등이 개선될 뿐만 아니라 일상생활의 움직임이나 스포츠의 성과 등도 훨씬 좋아집니다. 이 책이 독자 여러분의 인생을 만족스럽고 풍요롭게 만드는 데 조금이나마 도움이 된다면 더 바랄 것이 없겠습니다.

CONTENTS

PART 1

몸에 부담을 주지 않는
굽히며 걷기의 비결

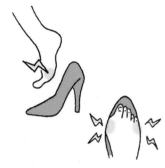

PART 2

통증별로 알아보는 걸음걸이 처방전

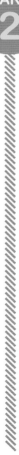

PART 3

상황별로 알아보는
지치지 않고 편안하게 걷는 법

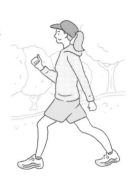

COLUMN

SPECIAL _ 등산과 달리기

이 책을 읽는 방법

【 통증별 】

걸을 때 나타나는 통증에 따라 원인과 해결법 등을
6페이지에 걸쳐 구체적으로 살펴본다.

1

통증을 유발하는
걸음의 전형적인
예를 그림으로 설
명한다.

2

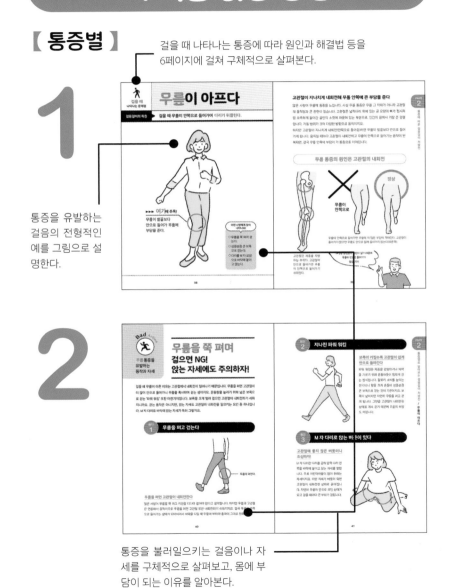

통증을 불러일으키는 걸음이나 자
세를 구체적으로 살펴보고, 몸에 부
담이 되는 이유를 알아본다.

3

통증 개선을 위한 '걸음걸이 바로잡기'의 포인트를 제시한다. 걸을 때 어떤 부분에 신경을 써야 하는지 알 수 있다.

걸음걸이를 바로잡는 데 도움이 되는 운동을 소개한다.

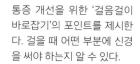

일상생활에서 쉽게 따라서 할 수 있는 운동을 소개한다.

일상생활 속 상황에 따라 어떤 걸음걸이가 적합한지 알아본다.

【 상황별 】

몸에 부담이 되는 걷기와 부담이 되지 않는 걷기의 동작을 비교해 본다.

편안하게 걸을 수 있는 이유를 간단하게 설명한다.

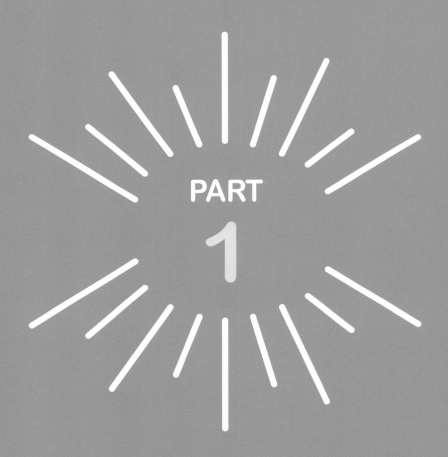

PART

1

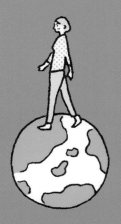

몸에 부담을 주지 않는

굽히며 걷기
의 비결

현대인들의 '뻗으며 걷는' 습관이 보행 수명을 단축한다?!
목표는 근력에 의지하지 않고 편안하게 걷는 것.
몸에 부담을 주지 않는 '굽히며 걷기'란?

평범하다고 생각했던 걸음걸이가 몸을 아프게 하는 원인이었다!

발뒤꿈치로 땅바닥을 세게 찍는다.

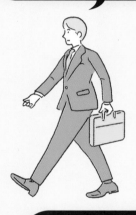

무릎을 쭉 편다.

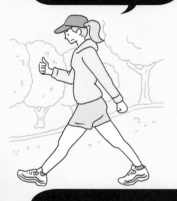

팔을 몸 앞에서 교차시키며 흔든다.

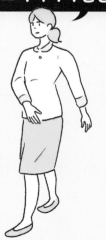

큰 보폭으로 걷는다.

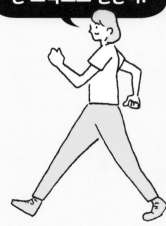

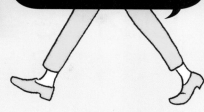

발끝으로 바닥을 찬다.

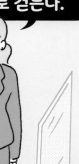

직선을 밟듯이
일자로 걷는다.

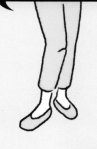

무릎이 안으로 들어간다.

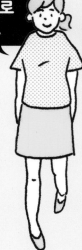

안짱다리로
걷는다.

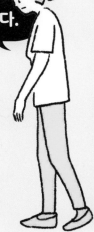

고개를 숙이고 걷는다.

걷기의 본래 목적은 이동 연비가 좋은 걸음으로 보행 수명을 늘리자

앞에서 소개한 걸음걸이는 모두 몸에 큰 부담을 줍니다. 하지만 실제로 내가 어떤 식으로 걷는지는 파악하기가 쉽지 않지요. 만약 걷는 도중에 또는 오랜 시간 걷고 나서 몸이 아프거나 고단하고 쉽게 피로가 쌓여 평소와 다르다고 느껴진다면 주의가 필요합니다. 앞서 살펴본 것처럼 걷고 있을 가능성이 높다는 뜻이니까요.

걷기란 본래 이동하기 위한 행동입니다. 이 책에서 전하고자 하는 내용은 좋은 걸음걸이로 이동하는 방법입니다. 나아가 오래 걷거나 무거운 짐을 들고 걸어도 몸이 아프거나 피로해지지 않는 '편안한 걸음걸이'이기도 하지요. 차에 비유해 보자면 연비가 좋은 걷기라 할 수 있습니다.

그뿐만 아니라 걷기는 일상생활을 구성하는 기본적인 동작이기도 합니다. 아침에 일어나 강아지와 산책을 하고, 회사나 학교에 가고, 쇼핑을 하면서 몸을 옮기는 것이 곧 걷기인 셈입니다.

인생 100세 시대를 맞이하는 지금, 자신의 발로 걸을 수 있는 '보행 수명'을 늘리는 것이야말로 나답고 즐겁게 하루하루를 보내기 위한 열쇠입니다. 저는 동작학(動作學) 전문가로서 지금까지 많은 사람에게 몸에 부담을 주지 않는 걷기를 소개해 왔습니다. 실제로 이 걷기를 실천한 많은 사람이 통증에서 해방되었습니다.

어떻게 걷고 싶나요?

몸에 부담이 덜 가는 걷기

자동차에 비유하자면
'연비가 좋은 차'

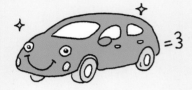

- 에너지 손실이 적다.
- 부상을 잘 입지 않는다.
- 쉽게 넘어지지 않는다.
- 편안하게 걷는다.
- 운동할 때 더 높은 성과를 거둘 수 있다.
- 체력을 오래 유지할 수 있다.
- 쉽게 지치지 않는다.
- 다리가 두꺼워지지 않는다.

몸에 부담이 많이 가는 걷기

자동차에 비유하자면
'연비가 나쁜 차'

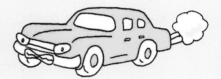

- 에너지 손실이 크다.
- 부상을 입기 쉽다.
- 체력이 쉽게 소모된다.
- 금방 지친다.
- 체형이 무너지는 결과로 이어진다.

이 책에서 소개하는 걷기는 에너지 손실이 적고 몸에 부담이 덜 가는 방법입니다.

몸에 부담을 주는 세 가지 동작을 알고 '굽히며 걷기'에 도전하자

몸에 부담을 주지 않고 걷는 방법을 알아보기 전에 반대로 어떻게 걸으면 몸에 무리가 가는지 생각해 보면 어떨까요? 다시 말해, 어떤 동작이 문제가 되는지 먼저 짚어보고자 합니다. 몸에 부담을 주는 세 가지 동작이란 '뻗기', '차기', '비틀기'입니다. 걸을 때 이런 동작이 반복되면 관절의 통증이나 피로로 이어집니다.

실제로 많은 현대인이 발목이나 무릎을 쭉 뻗으며 걷습니다. 자신의 몸을 위로 들어 올리며 걷는 셈이지요. 그만큼 근력을 많이 사용하며 걷는 방식이라 할 수 있습니다. 바닥을 차는 동작, 몸을 비트는 동작도 몸에 많은 부담을 줍니다. 이렇게 몸에 무리가 되는 걸음을 '뻗으며 걷기'라고 부르겠습니다.

저는 이러한 동작들 때문에 근력에 의지해야만 하는 '뻗으며 걷기' 대신 근력에 의지하지 않아도 올바르게 걸을 수 있는 '굽히며 걷기'를 제안합니다. 걸을 때는 근력뿐만 아니라 중력과 지면반력(지면에 힘을 가했을 때 반대로 되돌아오는 힘-옮긴이)과 같이 근력 이외의 힘도 작용합니다. 저는 이를 '외력'이라고 표현합니다. 굽히며 걷기는 관절을 굽힘으로써 이러한 힘을 효율적으로 이용해 걷는 합리적인 방식이지요.

그럼 이제 두 가지 걷기를 자세히 살펴봅시다.

걸을 때 몸에 부담을 주는 세 가지 동작

뻗기

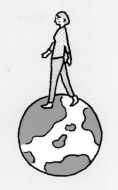

발목, 무릎, 고관절을 뻗으며 걸으면 자신의 몸을 위로 들어 올리며 걷는 것과 마찬가지입니다. 중력에 반하여 걷는 셈이니 그만큼 근력을 많이 쓰게 되고 관절의 부담도 커집니다.

차기

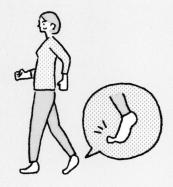

발끝으로 지면을 차듯이 걸으면 발목이 쭉 펴집니다. 이것도 몸을 들어 올리는 동작이지요. 발목을 뻗으면 이어서 무릎이 펴지고 고관절도 쉽게 펴집니다. 발에 가해지는 무게 또한 훨씬 커집니다.

비틀기

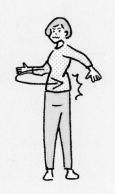

일반적으로 왼쪽 다리를 내디딜 때는 오른팔을 앞으로 흔들고 오른쪽 다리를 내디딜 때는 왼팔을 앞으로 흔들며 걷습니다. 즉, 몸을 비틀며 걷는 셈이지요. 이렇게 비틀리는 동작이 커지면 허리에 큰 부담이 됩니다.

몸에 부담이 많이 가는
뻗으며 걷기

- 바닥을 딛는 발에 제동이 크게 걸린다.
- 종아리(발목부터 무릎까지)가 앞으로 기울어지지 않는다.
- 지면반력이 작다.

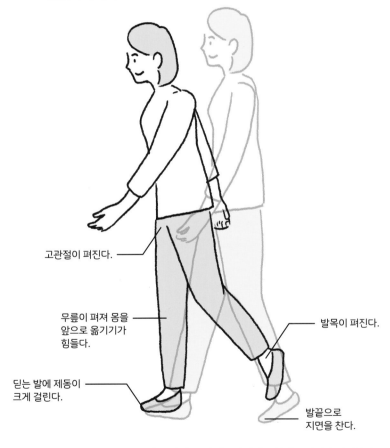

고관절이 펴진다.

무릎이 펴져 몸을
앞으로 옮기기가
힘들다.

딛는 발에 제동이
크게 걸린다.

발목이 펴진다.

발끝으로
지면을 찬다.

발끝으로 지면을 차서 발목이 쭉 펴지고, 내딛는 다리의 무릎과 고관절이 펴지면서
자연히 몸을 들어 올리며 걷게 된다. 무릎이 펴지면 종아리(발목부터 무릎까지)가
앞으로 기울어지지 않아 몸을 앞쪽으로 옮기기가 어려워진다.

몸에 부담이 덜 가는
굽히며 걷기

- 바닥을 딛는 발에 제동이 약하게 걸린다.
- 종아리가 앞으로 기울어진다.
- 큰 지면반력을 얻을 수 있다.

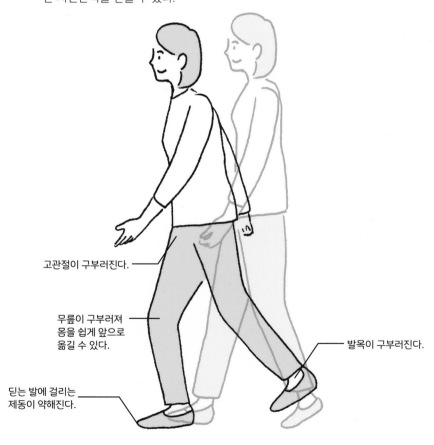

고관절이 구부러진다.

무릎이 구부러져
몸을 쉽게 앞으로
옮길 수 있다.

발목이 구부러진다.

딛는 발에 걸리는
제동이 약해진다.

발끝으로 지면을 차지 않으므로 발목이 자연스럽게 구부러지고 내딛는 다리의 무릎 또한 적당히 구부러진다. 무릎을 펴지 않으면 몸을 들어 올릴 필요가 없으니 다리를 쭉 뻗으며 걸을 때보다 근력을 아낄 수 있다.

근력을 사용해
몸에 부담이 큰 걸음걸이

다리를 뻗으며 걸으면 내딛는 발의 근력으로 바닥을 밀어내게 됩니다. 다시 말해 발로 지면을 차서 몸을 앞으로 움직이는 동작이므로 중력에 맞서기 위해 근력을 많이 사용하게 되지요. 아래 그림을 통해 자세히 살펴봅시다.

두 다리로 서서 한쪽 발로 지면을 차고 뛰어오르듯이 앞으로 나아갑니다. 중력에 반하여 몸을 위로 들어 올리기 때문에 근력을 쓸 수밖에 없지요. 바닥을 딛는 다리의 무릎을 보면 앞으로 한 걸음 나갈 때 무릎을 뻗으며 움직입니다. 즉, 바닥을 차며 걷는 방식이지요. 이런 걸음에 익숙해지면 땅을 박차고 앞으로 나간다는 느낌이 점점 강해집니다.

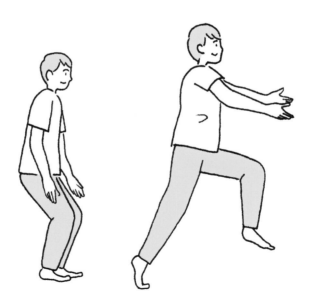

발끝으로 땅을 차며 걸으면 무릎이 자연스레 뻗어진다. 앞으로 나아갈 때 근력으로 몸을 들어 올리므로 에너지 소모가 크다. 이미 무릎을 편 상태로 바닥을 디디는 만큼 지면반력도 작아진다.

근력에 의지하지 않는
합리적인 걸음걸이

굽히며 걷기는 근력에 기대지 않고 중력과 지면반력을 이용해 걷는 방법입니다.
아래 그림처럼 서서 발뒤꿈치를 붙이고 발목에서부터 몸을 앞으로 기울이면서 발을 내디뎌 전진합니다. 이때 몸이 앞으로 기울어지는 힘이 곧 중력입니다. 내딛는 다리의 움직임을 살펴보면 뻗으며 걷기와는 다르게 무릎을 굽히면서 움직이지요. 그리고 무릎을 굽혔을 때 지면에서도 힘을 받습니다. 이때 작용하는 힘이 지면반력, 즉 몸이 지면을 밀어낼 때 되돌아오는 힘이지요. 이 힘은 무릎을 굽혔다 펴며 자세가 달라지는 순간 커집니다. 큰 지면반력을 얻어 근력을 많이 사용하지 않고도 몸을 편안하게 앞으로 옮길 수 있습니다.

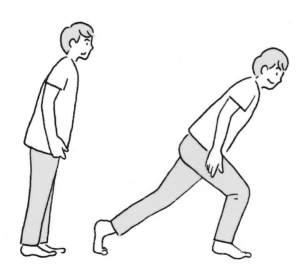

앞으로 나아갈 때 몸을 기울여 중력을 이용하고 무릎을 굽혔다 펴는 순간 체중의 두 배가량 되는 지면반력을 받는다. 이러한 힘을 이용하므로 근력을 최소한으로 사용할 수 있다.

23

'굽히며 걷기'를
직접 따라 해보자

1 가슴을 편 자세로 선다

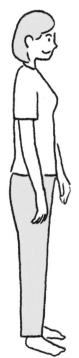

배를 안으로 집어넣고 엉덩이를 약간 뒤로 내민 뒤 가슴을 활짝 편다. 무릎은 완전히 펴지 않고 두 다리를 살짝 벌려주며, 발끝과 무릎은 바깥쪽으로 살짝 돌린다.

2 상체를 약간 기울인다

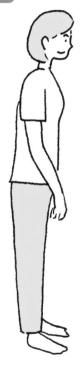

시선은 앞에 둔다. 무릎은 느슨하게 하고 양발 뒤꿈치에 체중을 실은 뒤 몸을 약간 앞으로 기울인다.

발끝과 무릎은 살짝 밖을 향하게 한다

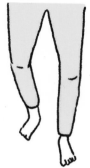

3 무릎을 굽히고 다리를 앞으로 보낸다

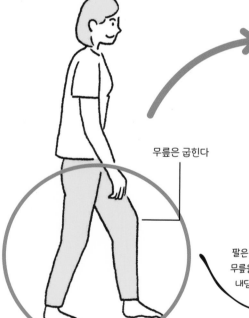

발끝과 무릎이 같은 쪽을 향하게 하면 무릎을 굽히기 쉬워지고 걷는 동작도 매끄러워진다. 몸을 비트는 동작이 작아져 부담도 줄어든다.

무릎은 굽힌다

팔은 앞으로 흔들려고 해보세요. 무릎을 굽히고 걸을 수 있게 되면 내딛는 발보다 조금 늦게 팔이 앞으로 나옵니다.

한쪽 다리를 내밀고 무릎을 약간 굽힌 채 앞으로 보낸다. 명치 아래에 발이 오게 하고 발바닥 전체로 바닥을 디딘다.

몸에 도움이 되는
세 가지 포인트

 포인트 1

바른 자세가 앞으로 나아가는
힘을 더해준다

걷는 법을 배울 때는 반드시 자세를 바로잡는 단계부터 시작합니다. 걷기 직전의 선 자세를 바꾸면 굽히며 걷기를 수월하게 할 수 있기 때문입니다. 우선 바로 앞에서 살펴본 1번 자세처럼 골반이 약간 앞으로 기울어지도록 섭니다. 이 자세를 취하면 어깨뼈, 즉 견갑골의 위치가 안정되고 팔을 흔드는 동작도 부드러워져 앞으로 나아가는 추진력이 되지요.

동양인에게는 특히 골반 후방경사가 많이 나타납니다. 생활 습관과 관련이 큰데, 자주 바닥에 앉는 좌식 생활이 큰 영향을 주지요. 골반이 뒤로 기울어지면 몸을 앞으로 움직이는 데 방해가 되고 무리해서 움직이려고 하면 몸에 부담이 됩니다. 편안한 걸음은 이처럼 걷기 시작하는 자세에서 비롯되며 몸의 부담도 줄어듭니다.

골반이 앞으로 기울어진다

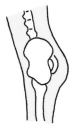

앞으로 나아가기가 수월해지고
허리의 부담도 줄어든다.

어깨가 안정된다

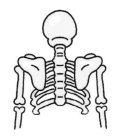

팔을 흔들 때 생기는 추진력이
체간(몸통)으로 전해진다.

불필요한 움직임이 없어 쉽게 피로해지지 않는다

걸을 때 작용하는 힘으로는 근력, 중력, 지면반력을 들 수 있습니다.

앞서 살펴보았듯이 '굽히며 걷기'는 근력 이외에 중력과 지면반력을 최대한으로 활용하며 걷는 방법입니다. 근력은 주로 내딛는 발로 바닥을 밀 때 사용하는데, 굽히며 걸을 때도 물론 근력을 씁니다. 다만 뻗으며 걸을 때처럼 몸을 들어 올리는 불필요한 움직임이 없기 때문에 자세가 무너지지 않도록 체중을 지탱하는 데만 쓰면 충분하지요. 에너지를 절약하는 걸음걸이이므로 쉽게 피로를 느끼지 않습니다.

몸을 비틀지 않아 허리의 부담이 줄어든다

사람은 보행 시 균형을 잡기 위해 오른발을 내밀 때 왼쪽 팔과 어깨를 앞으로 흔듭니다. 이때 자연히 몸이 틀어지면서 허리에 큰 부담을 주지요. 하지만 굽히며 걷기는 몸을 앞으로 기울이며 걷는 방식입니다. 몸을 크게 비틀지 않으니 허리에 부담이 덜 가고 발목과 무릎도 합리적으로 사용할 수 있습니다.

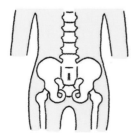

척추뼈 가운데 요추라 불리는 부분이 바로 허리다. 척추뼈 중에서도 회전(비트는 동작)하는 가동 범위가 가장 좁은 부위이므로 몸을 비틀지 않고 걸으면 허리에 걸리는 부하도 줄어든다.

동작을 이끌어내는
간단 스트레칭

굽히며 걷기에서 가장 중요한 세 가지 동작은 골반 앞으로 기울이기, 무릎 굽히기, 발바닥으로 바닥 딛기입니다. 가슴을 폈다 접는 스트레칭을 하면 가슴이 활짝 열리면서 골반이 함께 앞으로 기울어지는 느낌을 익힐 수 있습니다. 그리고 다리 벌리기 스트레칭은 무릎을 부드럽게 굽히는 데 도움이 됩니다. 무릎이 구부러지면 고관절에서 외회전(바깥쪽으로 돌아가는 것)이 일어납니다. 따라서 스트레칭으로 고관절의 움직임을 매끄럽게 만들면 무릎을 수월하게 앞으로 보낼 수 있지요. 발바닥 서기 스트레칭으로는 무릎과 발끝을 바깥쪽으로 돌리고 발바닥 전체로 바닥을 디디는 감각을 익힙니다.

골반이 앞으로 기울어지는 자세를 만드는
가슴 폈다 접기 스트레칭

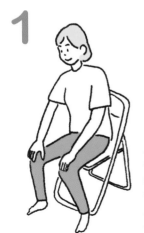

1 의자에 앉아 양 발바닥을 바닥에 붙이고 등을 약간 구부정하게 만든 뒤 양손을 무릎에 둔다.

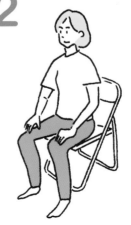

2 가슴을 앞으로 내밀면 골반도 자연히 일어선다. 다시 1번으로 돌아가 같은 동작을 10회 반복한다.

무릎을 부드럽게 굽힐 수 있게 돕는
다리 벌리기 스트레칭

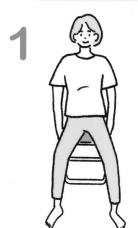

1 의자에 앉아 두 다리를 벌리고 무릎과 발끝이 바깥을 향하게 한 채로 양 발바닥을 바닥에 붙인다.

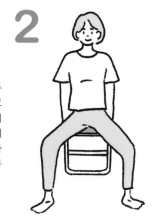

2 넓적다리 윗부분부터 천천히 바깥으로 돌렸다가(고관절의 외회전) 돌아온다. 같은 동작을 10회 반복한다.

발바닥으로 딛는 감각을 익히는
발바닥 서기 스트레칭

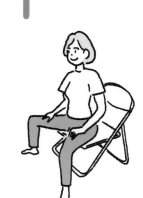

1 의자에 앉아 두 다리를 어깨너비보다 넓게 벌린 뒤 발끝과 무릎을 바깥쪽으로 살짝 돌리고 양 발바닥은 바닥에 붙인다.

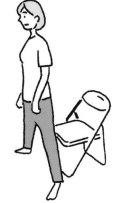

2 양 발바닥을 바닥에 붙인 채 반동을 이용하지 않고 무릎이 안쪽으로 말려 들어가지 않도록 주의하며 일어선다. 1번으로 돌아가 같은 동작을 10회 반복한다.

동작을 방해하는 중심축 감각
어린아이는 몸을 비틀지 않고
'두 개의 축'으로 걷는다

지금까지 굽히며 걷기를 위한 동작들을 살펴보았습니다. 이번에는 제가 제안하는 걷기를 한층 더 깊이 이해하기 위해 '중심축 감각'과 '이축(二軸) 감각'에 관해 이야기해 보고자 합니다.

우리 몸의 축은 어디에 있을까요? 사람들은 대부분 머리 꼭대기부터 두 다리의 중심을 잇는 선(축)을 떠올릴 겁니다. 중심축을 감지하는 능력은 인간이 사족 보행에서 이족 보행으로 진화했다는 사실과 관련이 있습니다. 두 다리로 걸으려면 먼저 똑바로 서야만 하지요. 선 자세에서 몸의 무게중심은 배꼽 언저리에 있습니다. 이 무게중심에서 바로 밑으로 선을 그었을 때 지면과 맞닿은 점이 두 다리 사이에 있으면 몸은 쓰러지지 않습니다. 가장 안정적으로 설 수 있는 자세는 점이 두 다리의 정중앙에 오는 자세이지요. 이 선이 바로 중심축이며 우리는 무의식적으로 이를 감지합니다. 하지만 중심축은 안정적으로 서기 위한 감각이지 움직이기 위한 감각은 아닙니다.

이러한 중심축 감각을 바탕으로 걸으면 몸에 부담을 주기 쉽습니다. 중심축을 감지하며 앞으로 나아가려고 하면 다리로 중심축, 즉 몸을 밀어내려 하게 되지요. 이것이 다리로 지면을 뒤로 차는 동작입니다. 또한 중심축을 유지하기 위해 앞으로 내민 발로 자기 몸의 중심 바로 아래를 디디게 됩니다. 이때 내민 다리의 골반이 앞으로 움직이는데, 균형을 잡기 위해 어깨가 골반과 반대 방향으로 움직이기 때문에 몸이 틀

어린아이는 두 개의 축을 중심으로 걷거나 뛴다.

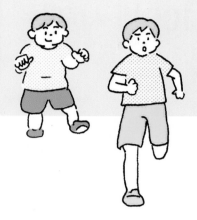

이축 강각

중심축 강각

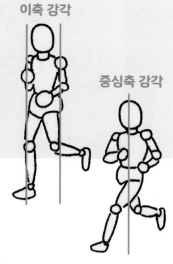

어집니다. 우리가 학교에서 배운 대로 넓적다리를 높이 들어 올리는 걸음은 사실 중심축에 따른 걸음걸이이지요. 반면 '이축 감각'은 왼쪽 견갑골과 왼쪽 고관절, 오른쪽 견갑골과 오른쪽 고관절을 잇는 두 개의 축을 느끼는 감각입니다. 이 책에서 제안하는 걷기는 이를 바탕으로 합니다. 옛 놀이 중 하나인 죽마(竹馬) 놀이를 하듯이 두다리를 양옆으로 벌리고 걷는 느낌을 상상해 보세요. 죽마를 타면 멈춰 서 있을 때보다 움직일 때 더욱 버티기가 쉽지요. 즉, 두 개의 축은 움직이기 위한 감각인 셈입니다. 축이 두 개일 때는 양쪽 다리가 각각 두 직선 위를 통과하듯이 걷습니다. 축이 하나일 때는 몸통을 비틀게 되지만, 축이 두 개일 때는 다리를 앞으로 내밀어도 허리가그리 많이 움직이지 않지요. 몸통을 비틀지 않으니 허리의 부담도 줄어듭니다.

아장아장 걷는 아기나 유치원에 다니는 어린아이들은 이렇게 두 개의 축을 중심으로 걷거나 뜁니다. 이축 감각에 따른 걸음걸이는 인간이 본래 가지고 태어나는 자연스러운 신체의 움직임일지도 모릅니다.

걷는 법을 바꾸면 통증이 사라진다! 인생 100세 시대는 '굽히며 걷기'로

저의 전문 분야는 검도이며 지금도 대학 검도부에서 감독을 맡고 있습니다. 검도 전문가가 어째서 걷는 법을 이야기하는지 의문이 들지도 모릅니다. 하지만 검도는 제가 걷기에 관심을 가지게 된 계기였습니다.

젊은 시절 체육 교사로 일하면서 중학교 검도부에서 아이들에게 검도를 가르치다가 어느 날 아킬레스건에 부상을 입었습니다. 그때 문득 '옛 검도가들도 아킬레스건을 다친 적이 있을까?' 하는 의문이 들었지요. 조사해 보니 옛 검도와 지금의 검도는 몸을 쓰는 방식이 확연히 달랐습니다. 좀 더 깊이 알아보니 선조들의 걸음걸이와 현대인의 걸음걸이가 서로 다르다는 사실에 이르렀고요. 그렇게 걷기가 몸을 쓰는 방식의 근본이 된다는 점을 깨닫고 걷는 법을 연구하기 시작했습니다. 걷기 연구에 몰두하게 된 또 다른 이유는 아버지가 파킨슨병으로 걸을 수 없게 되었기 때문입니다. 지팡이를 권했지만 아버지는 결국 한 번도 지팡이를 짚지 않았습니다. 걷지 못하는 상태로 세상을 떠난 아버지를 보고서 '걸을 수 있느냐 없느냐'가 인생의 중대한 기로라는 사실을 깨달았습니다. 지팡이를 짚더라도 혼자 걸을 수 있어야 한다고 뼈저리게 실감했지요.

사람은 다리부터 늙는다고 말합니다. 나이가 들면서 상체보다 하체의 근육량이 더 쉽게 줄어들기 때문이지요. 최근 뼈, 관절, 근육 같은 운동기관의 성능이 떨어지면서 서기나 걷기 등 몸의 기능이 저하되는 로코모티브 신드롬(운동기능저하 증후군)이 문제가 되고 있습니다. 걷기는 이를 예방하는 데도 중요한 역할을 합니다.

제가 연구하는 주제는 몸에 불필요한 부담을 주지 않고 합리적으로 움직이는 방법과 이를 위한 훈련법입니다. 걷기 또한 그중 하나이고요. 이 책에서 소개하는 방법으로 한 명이라도 더 많은 사람이 자신의 두 다리로 더 오래 걸을 수 있게 되기를 바랍니다.

실제로 일상생활에서 평범하게 걷는 방법은 아무도 가르쳐주지 않습니다. 학교에 다닐 때는 운동회 등에서 여러 사람과 발 맞춰 걷는 방법을 연습하는 정도이고, 어른이 되어서는 특별히 관심이 있는 사람만 건강이나 바른 자세를 위해 걸음을 교정합니다. 그런 사람도 몸이 건강할 때는 굳이 배우려고 하지 않았을 테지요. 대부분 일상생활에서 걷는 데 문제가 생겼을 때 처음으로 걸음걸이에 관심을 갖기 시작합니다. 이 책을 집어 든 독자 여러분도 걸을 때 무언가 문제를 감지했을지도 모릅니다. 젊을 때는 근력이나 체력이 있으니 어떻게 걷든 통증이나 피로를 잘 느끼지 않습니다. 하지만 젊을 때부터 잘못된 방법으로 계속 걷다 보면 머지않아 관절의 통증 등으로 문제가 드러납니다. 걷는 방법은 일종의 기술입니다. 그러니 젊을 때부터 몸에 부담을 주지 않는 걸음걸이를 익혀야 합니다. 물론 기술을 익히는 데 늦은 시기란 없습니다. 걸음은 나이가 들어서도 충분히 바꿀 수 있으니까요. 지금이 바로 인생 100세 시대를 건강하게 살아가기 위해 걷는 법을 바로잡을 가장 좋은 때입니다.

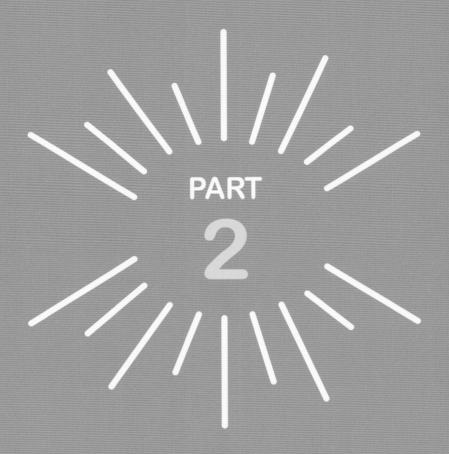

PART

2

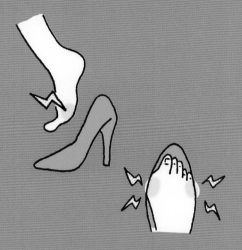

통증별로
알아보는
걸음걸이 처방전

허리와 무릎이 쑤시고, 발바닥은 아프고,
무지외반증으로 발가락이 욱신욱신.
걷는 방법을 바꿔서 걸을 때마다 찾아오는 통증을 줄여보자.
고쳐야 할 포인트와 걷는 동작을 익히기 위한 운동법도 소개한다!

비합리적인 걸음걸이가 결리고 아픈 증상을 유발한다

파트1에서는 이 책에서 제안하는 '굽히며 걷기'를 소개하고 몸에 많은 부담을 주는 '뻗으며 걷기'와 어떤 점이 다른지 살펴보았습니다. 굽히며 걷는 방법이 합리적인 동작이라는 사실을 이해했다면, 이번에는 걸을 때 이미 무릎 통증이나 요통 같은 관절의 아픔이나 여러 가지 문제를 느끼는 사람을 위해 앞서 소개한 걷기를 바탕으로 걸음걸이를 개선하는 방법을 알아보고자 합니다.

평소 홈페이지와 SNS에서 합리적인 신체 동작에 대한 정보를 나누면서 아주 많은 사람에게 걷는 법에 관한 고민을 듣고 동작에 관한 질문을 받습니다.

그뿐만 아니라 건강에 도움이 되는 걷기를 널리 알리기 위해 걷기 교실을 열어 지금까지 5000명 넘는 수강생에게 걷는 법을 전수했습니다. 환자를 돌보는 치료사나 운동을 지도하는 전문가 등도 수업을 들었으니 실제 수강생보다도 더 많은 사람이 제가 연구한 걷기를 실천하고 있을지도 모르지요.

이렇게 많은 사람과 함께하면서 생각보다 더 많은 이들이 걸을 때 관절의 통증을 느낀다는 사실을 깨달았습니다. 제가 경험한 바에 따르면 사람들이 가장 많이 느끼는 증상은 다음과 같은 순이었습니다.

① 무릎 통증
② 허리 통증
③ 발목 통증

걸을 때 어딘가가 아파오면 점점 걷는 시간이 줄어들고, 이것이 지속되면 나이가 많은 사람은 결국 걷지 못하게 됩니다. '걷지 않는 것'과 '걷지 못하는 것'은 차이가 크지요. 또한 젊은 사람에게 많이 나타나는 무지외반증이나 발바닥 통증 같은 문제는 걷는 방식에서 비롯되는 부분이 적지 않습니다. 문제의 원인이 되는 걸음걸이를 젊을 때 개선하면 이후 생활의 질을 높일 수 있습니다.

성적을 겨루어야 하는 운동선수에게 발의 문제는 오로지 부정적인 요인으로만 작용합니다. 걷기 교실에 참여한 학생 중에는 앞서 소개한 걷기를 실천한 뒤로 통증이 사라져 기록이 향상된 경우도 많습니다. 따라서 운동 능력을 높이려면 걷는 법도 바꾸어야 한다고 말할 수 있습니다.

이 파트에서는 먼저 통증별로 아픔의 원인이 되는 대표적인 걸음걸이를 그림으로 소개하고 걸을 때 어떤 동작이나 자세가 통증을 유발하는지 짚어봅니다. 그다음 걸음걸이 개선을 위한 포인트와 동작을 매끄럽게 만들기 위한 운동법을 소개합니다. 움직임이 부자연스럽게 느껴지거나 아프거나 결리는 부위에 관한 내용부터 읽어도 좋습니다. 지금은 아프지 않더라도 몸의 동작은 근력 저하 등에 따라 달라지기 마련입니다. 어떻게 걸었을 때 통증이 나타나는지 알아두면 보행 시 몸의 움직임과 원리를 깊이 이해할 수 있으니 몸에 부담이 가지 않는 걸음걸이를 익히는 데도 도움이 됩니다.

무릎이 아프다

걸음걸이의 특징 ▶ 걸을 때 무릎이 안쪽으로 들어가며 다리가 뒤틀린다.

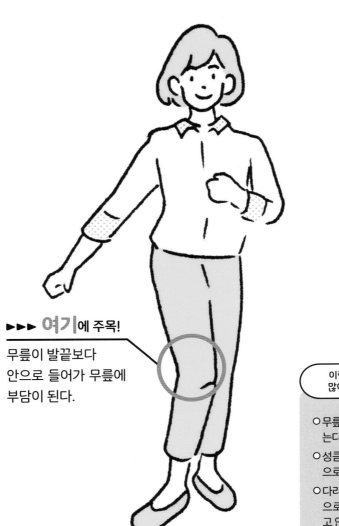

▶▶▶ **여기**에 주목!

무릎이 발끝보다
안으로 들어가 무릎에
부담이 된다.

이런 사람에게
많이 나타나요!

○무릎을 쭉 펴고 걷
는다.
○성큼성큼 큰 보폭
으로 걷는다.
○다리를 M 자 모양
으로 바닥에 붙이
고 앉는다.

고관절이 지나치게 내회전해 무릎 안쪽에 큰 부담을 준다

많은 사람이 무릎에 통증을 느낍니다. 사실 무릎 통증은 무릎 그 자체가 아니라 고관절의 움직임과 큰 관련이 있습니다. 고관절은 넓적다리 위에 있는 공 모양의 뼈가 접시처럼 오목하게 들어간 골반의 소켓에 파묻혀 있는 부분으로, 인간의 몸에서 가장 큰 관절입니다. 가동 범위가 크며 다양한 방향으로 움직이지요.

하지만 고관절이 지나치게 내회전(안쪽으로 돌아감)하면 무릎이 발끝보다 안으로 들어갑니다. 움직일 때마다 고관절이 내회전하고 무릎이 안쪽으로 들어가는 동작이 반복되면서 결국 무릎 안쪽에 부담이 가 통증으로 이어집니다.

무릎 통증의 원인은 고관절의 내회전

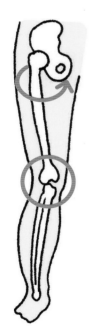

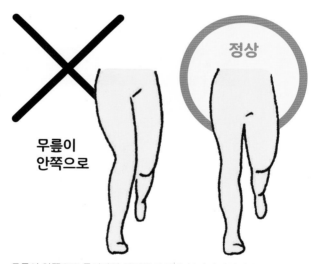

무릎이
안쪽으로

정상

무릎이 안쪽으로 들어가면 무릎에 더 많은 부담이 가해진다. 고관절이 돌아가지 않으면 무릎도 안으로 말려 들어가지 않는다(오른쪽).

고관절은 체중을 지탱하는 부위다. 고관절이 안으로 돌아가면 무릎이 안쪽으로 들어가기 쉬워진다.

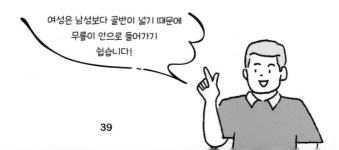

여성은 남성보다 골반이 넓기 때문에 무릎이 안으로 들어가기 쉽습니다!

무릎을 쭉 펴며
걸으면 NG!
앉는 자세에도 주의하자!

걸을 때 무릎이 아픈 이유는 고관절에서 내회전이 일어나기 때문입니다. 무릎을 펴면 고관절이 더 많이 안으로 돌아가니 무릎을 혹사하며 걷는 셈이지요. 운동량을 늘리기 위해 넓은 보폭으로 걷는 '파워 워킹' 또한 마찬가지입니다. 보폭을 크게 벌려 걸으면 고관절이 내회전하기 쉬워지니까요. 걷는 동작은 아니지만, 앉는 자세도 고관절의 내회전을 일으키는 요인 중 하나입니다. M 자 다리로 바닥에 앉는 자세가 특히 그렇지요.

원인 1 | 무릎을 펴고 걷는다

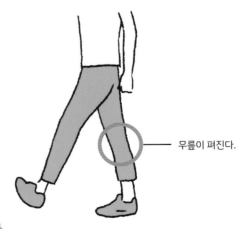

무릎이 펴진다.

무릎을 펴면 고관절이 내회전한다

많은 사람이 무릎을 쭉 펴고 지면을 디디며 걸어야 한다고 생각합니다. 하지만 무릎과 고관절은 연동해서 움직이므로 무릎을 펴면 고관절 또한 내회전하기 쉬워지지요. 결국 무릎이 안쪽으로 들어가는 상태가 되어버려서 바닥을 디딜 때 무릎에 부하와 충격이 그대로 전해집니다.

원인
2

지나친 파워 워킹

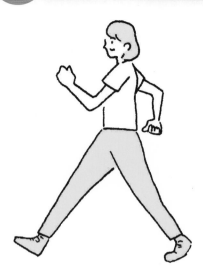

보폭이 커질수록 고관절이 쉽게 안으로 돌아간다

파워 워킹은 체중을 감량하거나 체력을 기르기 위해 운동하듯이 힘차게 걷는 방식입니다. 칼로리 소비를 높이는 걷기이니 팔을 크게 흔들며 성큼성큼 큰 보폭으로 걷는 것이 기본이지요. 보폭이 넓어지면 자연히 무릎을 펴고 걷게 됩니다. 그만큼 고관절이 내회전된 상태로 계속 걷기 때문에 무릎의 부담도 커집니다.

원인
3

M 자 다리로 앉는 버릇이 있다

고관절에 좋지 않은 버릇이니 조심하자!

M 자 다리란 다리를 굽혀 양쪽 다리 안쪽을 바닥에 붙이고 앉는 자세를 말합니다. 주로 어린아이들이 많이 취하는 자세이지요. 이런 자세가 버릇이 되면 고관절이 내회전한 상태로 굳어집니다. 자연히 무릎이 안으로 모인 상태가 되고 걸을 때마다 큰 부하가 걸립니다.

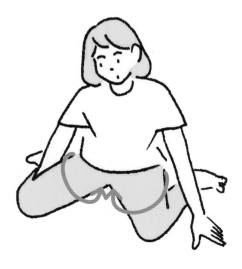

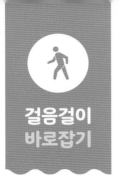
걷기 **POINT**

발바닥 바깥쪽에
압력을 느끼며 걸어보자

걸을 때 무릎이 안으로 들어가는 사람은 발바닥의 안쪽 부분을 강하게 밟는 경향이 있습니다. 먼저 바닥을 딛는 발의 발바닥에 집중해 봅시다. 발바닥의 중심과 바깥 부분(그림 참조)이 발뒤꿈치부터 발끝에 걸쳐 바닥에 닿아 있는 감각을 느끼며 걸어보세요. 발바닥 전체를 바닥에 붙이고 천천히 체중을 옮기는 느낌이지요. 그러면 고관절이 외회전, 즉 바깥쪽으로 돌아가며 자연히 무릎의 방향이 조금씩 달라집니다.

발바닥 바깥쪽에 집중하자

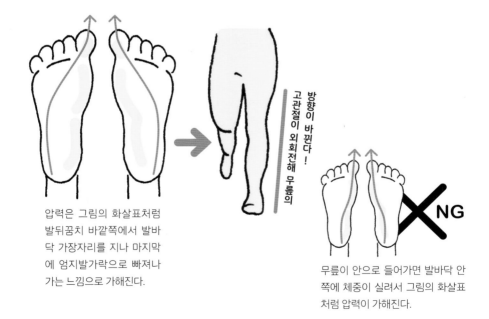

방향이 바뀐다!
고관절이 외회전해 무릎의

압력은 그림의 화살표처럼 발뒤꿈치 바깥쪽에서 발바닥 가장자리를 지나 마지막에 엄지발가락으로 빠져나가는 느낌으로 가해진다.

NG

무릎이 안으로 들어가면 발바닥 안쪽에 체중이 실려서 그림의 화살표처럼 압력이 가해진다.

고관절 열기

무릎이 바깥으로 돌아가는 움직임에 익숙해지면
고관절의 외회전도 훨씬 수월해진다.

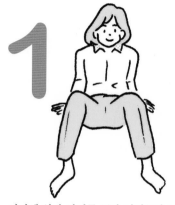

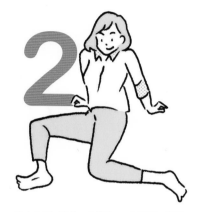

바닥에 앉아 다리를 골반 너비보다 넓
게 벌리고 무릎을 굽힌 뒤 발끝을 바
깥쪽으로 연다. 양 손바닥으로 몸 뒤
쪽 바닥을 짚는다. 어깨가 위로 솟지
않도록 주의하고 상체에는 힘을 주지
않는다.

양손으로 몸을 지탱하고 오른쪽 발끝
과 무릎을 같은 방향으로 향한 채 오
른쪽 다리를 천천히 바깥쪽으로 넘겨
바닥에 붙인다. 이때 발바닥은 바닥에
서 떨어져도 괜찮다. 왼쪽 무릎은 자
연스럽게 안쪽으로 눕힌다. 다시 1번
으로 돌아가 동작을 5회 반복하고 반
대쪽도 같은 방법으로 실시한다.

**PLUS
POINT**

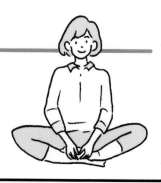

책상다리 자세로 고관절의 내회전을
매일매일 리셋하자

책상다리를 하면 고관절이 외회전합니다. 텔레비전을
보면서 통증이 생기지 않는 범위 안에서 책상다리를
해보세요. 허리가 아픈 사람은 엉덩이 밑에 수건을 깔
고 해도 좋습니다.

허리가 아프다

골반을 너무 크게 돌려서 **몸통이 비틀어진다.**

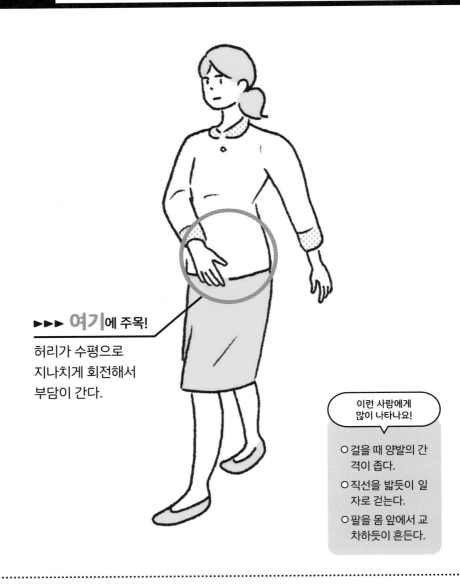

▶▶▶ **여기**에 주목!

허리가 수평으로
지나치게 회전해서
부담이 간다.

이런 사람에게
많이 나타나요!

○ 걸을 때 양발의 간
격이 좁다.

○ 직선을 밟듯이 일
자로 걷는다.

○ 팔을 몸 앞에서 교
차하듯이 흔든다.

몸통의 틀어짐이 허리 통증으로 이어진다

걸을 때 발생하는 허리 통증은 몸통이 크게 틀어져 허리의 부담이 커지는 것이 하나의
원인입니다. 발을 내디딜 때 왼쪽 다리가 앞으로 나가면 왼쪽 허리(왼쪽 골반)가 앞으로
움직이고, 오른쪽 다리가 앞으로 나가면 오른쪽 허리(오른쪽 골반)가 앞으로 움직이지
요. 우리가 걸을 때 허리(골반)는 수평으로 회전합니다. 저는 이것을 '회전의 법칙'이라고
부릅니다. 사람은 균형 있게 걷기 위해 오른 다리를 앞으로 내밀 때 왼팔을 앞으로 흔들
고 왼쪽 어깨 또한 앞으로 움직이면서 몸통을 비틀지요. 하지만 몸이 많이 비틀어질수록
허리의 부담은 커집니다.

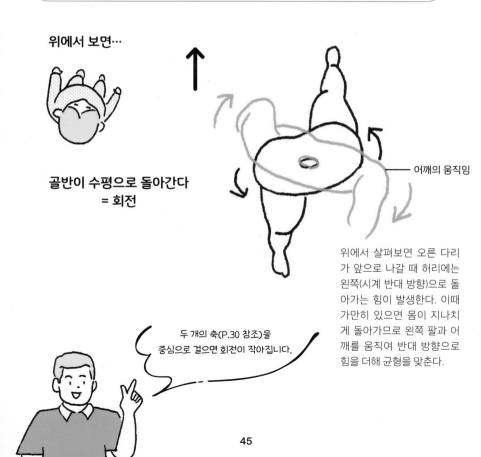

몸통이 비틀려 허리에 부담을 준다

위에서 보면…

골반이 수평으로 돌아간다
= 회전

어깨의 움직임

위에서 살펴보면 오른 다리
가 앞으로 나갈 때 허리에는
왼쪽(시계 반대 방향)으로 돌
아가는 힘이 발생한다. 이때
가만히 있으면 몸이 지나치
게 돌아가므로 왼쪽 팔과 어
깨를 움직여 반대 방향으로
힘을 더해 균형을 맞춘다.

두 개의 축(P.30 참조)을
중심으로 걸으면 회전이 작아집니다.

부담이 큰 일자 걷기
팔을 안으로 흔드는 동작도 이제 그만!

골반의 수평 회전이 큰 걸음걸이는 요통을 일으킵니다. 특히 여성 중에는 모델처럼 일자로 걷는 사람이 많습니다. 혹시 일자로 걸어야 아름답고 우아한 걸음걸이라는 생각을 가지고 있지 않으신가요? 하지만 일자 걷기는 몸에 엄청난 부담을 줍니다. 그리고 팔을 흔드는 방법도 회전의 크기와 관련이 있습니다. 또한 보폭이 넓어져도 허리의 회전이 커집니다. 특히 팔을 크게 휘두르면서 성큼성큼 걷는 사람은 주의가 필요합니다.

원인 1 일자로 걷는다

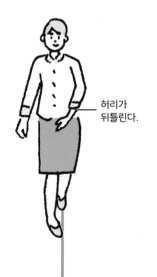

허리가
뒤틀린다.

양발의 간격이 좁으면 허리가 더 크게 회전한다

일직선을 위를 걷듯이 일자로 걸으면 양발의 간격이 좁아집니다. 앞서 이야기했던 골반의 수평 회전은 양발의 간격이 좁으면 좁을수록 커집니다. 다시 말해 몸통이 크게 비틀어져 허리에 더 큰 부담을 주지요.
여성은 남성에 비해 걸을 때 양발의 간격이 좁은 경향이 있습니다. 허리를 크게 회전시키며 걷는 걸음걸이에 더 주의할 필요가 있습니다.

양발의 간격이란?

걸을 때 왼발과 오른발이 옆으로 벌어진 정도. 앞뒤로 벌어진 거리를 뜻하는 '보폭'과는 다르다.

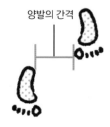

양발의 간격

팔을 몸 앞에서 흔든다

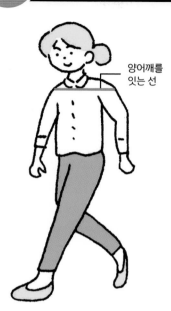

양어깨를
잇는 선

팔을 잘못된 방식으로 흔들면 허리의 회전이 커진다

두 팔을 몸 앞에서 엇갈리듯이 흔들면(내려다보았을 때 팔자가 되도록) 양어깨를 잇는 선이 앞뒤로 크게 움직입니다. 그러면 상체와 하체의 균형을 유지하기 위해 골반의 수평 회전도 더욱 커지지요.

팔을 흔들 때 손바닥이 뒤를 향하면 자연히 두 팔을 교차해서 흔들게 되기 십상입니다. 그러니 손바닥은 되도록 앞을 향하도록 하는 편이 좋습니다.

회전의 법칙이란?

회전과 몸의 움직임에는 정해진 법칙이 있습니다.
알아두면 걸음걸이를 개선하는 데 도움이 됩니다.

회전이 크면
몸의 부담이 커진다

· 양발의 간격이 좁다.
· 발끝과 무릎이 안쪽을 향한다.
· 발뒤꿈치가 높다.
· 팔을 팔자로 흔든다.

회전이 작으면
몸의 부담이 줄어든다

· 양발의 간격이 넓다.
· 발끝과 무릎이 바깥쪽을 향한다.
· 발뒤꿈치가 낮다.
· 팔을 V 자로 흔든다.

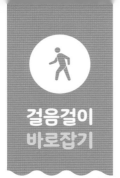

걸음걸이 바로잡기

팔을 몸 바깥쪽으로 흔들며 11자로 걷는 느낌을 찾아보자

먼저 양발의 간격을 바로잡아 봅시다. 양발의 간격을 조금 더 벌리고 두 직선 위를 걷듯이 나아가면 회전이 작아져 허리에 가는 부담도 줄어듭니다. 또한 앞으로 내미는 발에 집중하면 바닥을 차지 않고 걸을 수 있습니다. 이런 동작에 익숙해졌다면 이번에는 팔 동작을 살펴볼 차례입니다. 손바닥이 앞을 향하게 하고 약간 바깥쪽으로 흔들어보세요. 손바닥을 앞으로 향하면 상완(위팔)이 바깥으로 회전해 중심 이동이 쉬워지므로 그만큼 편안하게 몸을 앞으로 움직일 수 있습니다.

양발의 간격을 넓혀보자

평소보다 양발의 너비를 5cm 더 넓히자.

두 직선 위를 걷게 되므로 디디는 발로 바닥을 밀어내는 느낌이 강해진다.

익숙해지면 직선 하나를 다리 사이에 두는 느낌으로 걸어보자.

앞으로 내미는 발에 집중하게 되므로 바닥을 차지 않고 걸을 수 있다.

팔을 바깥으로 회전시키고 손바닥은 앞으로 향한다.

얼굴은 앞을 보고 가슴을 펴고 걷는다.

으라차차 운동

일본의 전통 스포츠인 스모에서 상대방을 밀어내는 동작과 유사한 운동.
11자로 걷는 감각을 길러 허리의 회전을 억제할 수 있다.

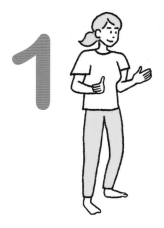

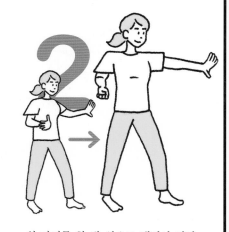

두 다리를 골반 너비보다 조금 더 넓게 벌리고 무릎을 가볍게 구부린 다음 발끝은 약간 바깥쪽으로 돌린다. 어깨의 힘을 빼고 양쪽 팔꿈치를 굽힌 상태로 양 손바닥을 앞으로 향한다.

왼 다리를 한 발 앞으로 내밀어 디딤과 동시에 왼쪽 어깨도 앞으로 내밀고 왼손을 앞으로 뻗는다. 왼팔을 다시 당기면서 오른 다리를 한 발 앞으로 디딤과 동시에 오른쪽 어깨도 앞으로 내민다. 양쪽을 번갈아 가며 좌우로 다섯 걸음씩 반복한다.

PLUS POINT

흔들흔들 팔 흔들기

상완(위팔)을 외회전시켜 팔을 흔들기 쉽게 만들어주는 운동입니다. 어깨의 힘을 빼고 무릎은 가볍게 구부린 뒤 양 손바닥이 약간 앞을 보게 한 뒤 양팔을 앞뒤로 흔들어보세요.

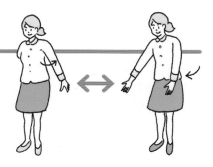

발목이 아프다

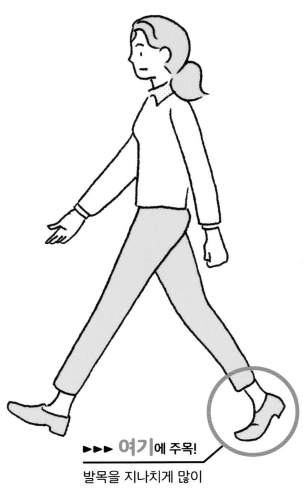

▶▶▶ 여기에 주목!

발목을 지나치게 많이
움직여 부담이 간다.

이런 사람에게
많이 나타나요!

○ 발끝으로 땅을 차
듯이 걷는다는 느
낌이 강하다.

○ 보폭을 넓게 해서
걸을 때가 많다.

○ 발뒤꿈치를 바닥
에 제대로 붙이지
않고 걷는다.

○ 발목이 뻣뻣하고
발목뼈가 기울어
져 있다.

발목은 작은 관절이어서 너무 자주 구부렸다 펴면 부담이 된다

발목(발목 관절)은 발끝을 위아래로 구부렸다 펴는 움직임을 가능하게 합니다. 몸에 부담을 주지 않는 방식으로 걸을 때는 발목의 힘을 거의 사용하지 않습니다. 발목에 통증이 느껴지는 이유는 걸을 때 발목을 굽히거나 뻗는 동작이 지나치게 많기 때문이지요. 특히 발목을 뻗을 때 부담이 한층 커집니다. 발끝으로 선 자세가 되어 발목으로 체중을 모두 지탱하게 되니까요. 발목은 작은 관절입니다. 발목만으로 몸을 앞으로 옮기려 하면 발목의 근력에만 의지해서 걷게 되니 당연히 부담이 커질 수밖에 없지요. 발목을 쓴다는 느낌이 적어야 몸의 부담도 가벼워집니다.

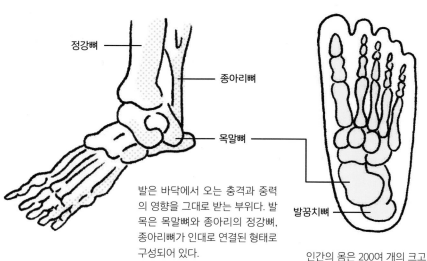

발목의 복잡하고 섬세한 구조

정강뼈

종아리뼈

목말뼈

발꿈치뼈

발은 바닥에서 오는 충격과 중력의 영향을 그대로 받는 부위다. 발목은 목말뼈와 종아리의 정강뼈, 종아리뼈가 인대로 연결된 형태로 구성되어 있다.

인간의 몸은 200여 개의 크고 작은 뼈로 이루어져 있다. 발에는 그 가운데 4분의 1가량 되는 작은 뼈들이 모여 있다. 작은 뼈들 여럿이 함께 작동하기 때문에 부드럽고 매끄럽게 움직일 수 있다.

발목을 쓰는 느낌이 강하게 든다면 힘이 들어간 상태로 힘차게 움직이기 때문이에요. 격렬하지 않은 동작이 몸에 부담을 덜 줍니다!

바닥을 차는 동작이
발목에 부담을 준다!
발목 유연성과도 관계가?

발끝으로 바닥을 차는 동작은 과도한 발목 사용으로 이어집니다. 지면을 차면서 걸으면 발뒤꿈치가 바닥에서 더 빨리 떨어져 저절로 까치발을 하는 상태가 되지요. 그러면 발목을 뻗어 몸을 밀어내듯이 걷게 되기 때문에 발목에 부담을 줍니다. 파워 워킹처럼 넓은 보폭으로 걸을 때도 바닥을 차는 느낌이 강해지므로 많은 사람이 발목 통증을 호소합니다. 또한 걷는 방법뿐만 아니라 발목 유연성 부족이나 틀어진 골격 등도 발목 통증으로 이어집니다.

원인 1   보폭이 넓어 바닥을 차면서 걷는다

발목에 불필요한 힘이 들어간다

특별히 의식하지 않아도 발을 디딜 때는 보통 발뒤꿈치가 먼저 바닥에 닿고 엄지발가락이 마지막으로 바닥에서 떨어집니다. 그런데 지면을 차듯이 걸으면 금세 엄지발가락에 체중이 실리고 발목의 힘만으로 몸을 옮기게 되지요. 발끝으로 바닥을 차면 무릎이 펴지기 쉬우니 1장에서 살펴본 내용처럼 몸에 부담을 주는 '뻗으며 걷기'가 됩니다.

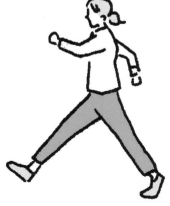

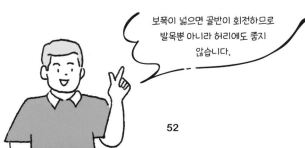

보폭이 넓으면 골반이 회전하므로 발목뿐 아니라 허리에도 좋지 않습니다.

52

원인 2 발목이 뻣뻣하다

발뒤꿈치가 지면에서 쉽게 떨어진다

발목 유연성이 저하되면 발을 발등 쪽으로 접기가 어려워서 발뒤꿈치를 지면에 단단히 디디고 걷기가 힘들어집니다. 발을 내디딜 때 발뒤꿈치가 바로 바닥에서 떨어지면서 발이 바닥 쪽으로 구부러지지요. 그 결과 발끝으로 걷게 되고 발목의 부담이 커집니다.

종아리 근육은 발목을 움직일 때도 쓰입니다. 발목이 뻣뻣하게 굳었다는 것은 종아리 근육이 뻣뻣해졌다는 증거이기도 하지요.

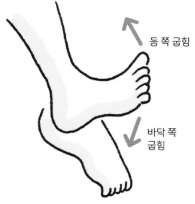

등 쪽 굽힘

바닥 쪽 굽힘

발끝을 위로 굽히는 것이 등 쪽 굽힘, 발끝을 아래로 굽히는 것이 바닥 쪽 굽힘이다.

원인 3 발뒤꿈치가 안쪽이나 바깥쪽으로 기울었다

틀어진 골격도 원인이 된다

발은 작은 뼈들로 이루어져 있으며 관절이 느슨하게 결합되어 있어서 발을 디딜 때 가해지는 충격을 흡수하고 정교한 움직임을 만들어냅니다. 그래서 지나친 움직임이나 잘못된 버릇 때문에 발목을 이루는 골격의 배열이 무너지기도 하지요. 몸에 무리가 오는 걸음걸이도 원인 중 하나입니다. 그중에서도 과잉회내(過剩回內)와 과잉회외(過剩回外)는 잘 알려진 증상이며, 이렇게 틀어진 골격이 발목 통증으로 이어지기도 합니다.

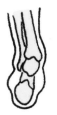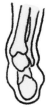

과잉회내
뒤에서 보았을 때 발뒤꿈치가 바깥쪽으로 기울어져 두 발을 모으면 팔자가 된다.

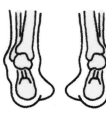

과잉회외
뒤에서 보았을 때 발뒤꿈치가 안쪽으로 기울어져 두 발을 모으면 V 자가 된다.

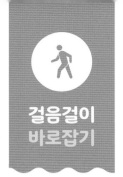

걷기 **POINT**

보폭을 좁혀 발바닥 전체를 바닥에 붙이고 천천히 걷자

포인트는 발목의 움직임을 억제하는 것입니다. 그러려면 발바닥을 바닥에 붙이고 보폭을 좁혀 천천히 걸어야 합니다. 발바닥 전체가 지면에 닿아 있는 시간을 최대한 늘리고 발바닥 전체가 동시에 지면에서 떨어진다고 상상하며 걸어보세요. 발뒤꿈치가 바닥에서 늦게 떨어지면 떨어질수록 발목을 덜 사용하게 됩니다. 또한 뒷발 발끝으로 땅을 차지 않으려면 앞발로 빠르게 체중을 옮기는 편이 좋습니다.

뒤쪽 발목이 자연스럽게 구부러진다

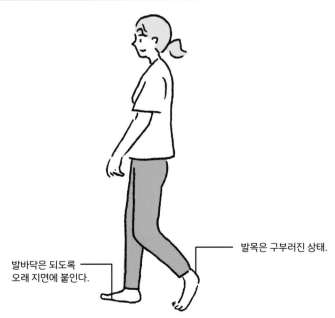

발목은 구부러진 상태.

발바닥은 되도록
오래 지면에 붙인다.

재빨리 앞다리에 몸을 싣는 느낌으로 걸으면 뒤쪽 발목은 쭉 펴지지 않고 자연스럽게 구부러진 상태가 된다. 발목의 과도한 움직임을 막을 수 있기 때문에 부담도 줄어든다.

발목 스트레칭

발목의 유연성을 높여줄 뿐만 아니라 발바닥 전체로
바닥을 밟는 느낌도 배울 수 있다.

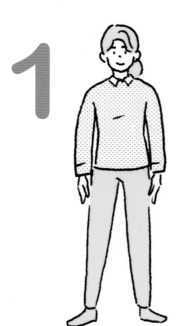

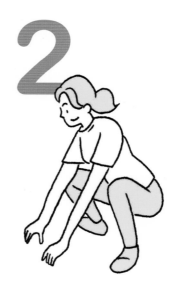

어깨의 힘을 빼고 두 다리를 골반 너
비로 벌린 다음 발끝은 약간 바깥쪽으
로 돌린다. 양 발바닥을 바닥에 단단
히 붙이고 선다.

허리를 두 다리 사이로 떨어뜨리며 양
발바닥을 바닥에 붙인 채 쪼그려 앉아
10초간 버틴다. 1번으로 돌아가 동작
을 5회 반복한다. 동작이 어렵다면 양
발의 간격을 더 넓힌 다음 다시 시도
한다.

목과 어깨가 결린다

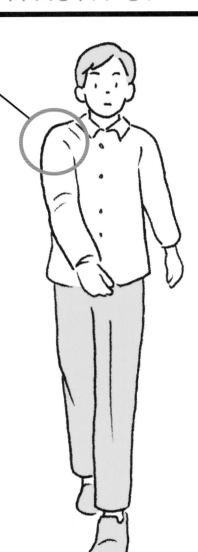

▶▶▶ **여기**에 주목!

어깨가 앞으로 나온
채로 굳어져서
견갑골을 제대로 쓰지
못한다.

이런 사람에게
많이 나타나요!

○ 어깨가 둥글게 굽
   어 있다.
○ 주로 팔을 옆으로
   흔들며 걷는다.
○ 늘 아래를 보고
   걷는다.
○ 어깨에 쉽게 힘이
   들어간다.

어깨의 위치가 좋지 않아 팔을 흔들기 어려운 상태

현대인들은 컴퓨터나 스마트폰을 너무 많이 사용하는 나머지 어깨가 앞으로 말리는 사람이 아주 많습니다. 흔히 라운드 숄더나 굽은 어깨라고 말하지요. 굽은 어깨는 걸을 때 어깨 통증을 일으키는 원인 중 하나입니다. 어깨 주변이 긴장하지 않은 상태에서는 보행 시 견갑골이 늑골(갈비뼈)을 가볍게 문지르는 느낌으로 움직이기 때문에 어깨가 위아래로 튀듯이 움직입니다.

하지만 어깨가 계속 굽어 있으면 어깨 주위의 유연성이 떨어지고 딱딱하게 굳어지고 맙니다. 어깨가 위로 솟고 팔을 양옆으로 흔들게 되어서 결국 앞으로 나아가는 데 방해가 되지요. 걸을 때는 하체뿐만 아니라 상체의 움직임에도 주목해야 합니다. 어깨의 위치는 편안한 걸음을 위한 중요한 요소니까요.

견갑골의 유연성이 떨어지면

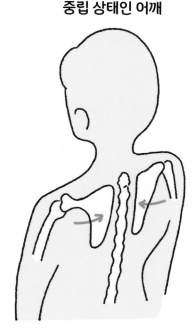

굽은 어깨

중립 상태인 어깨

견갑골이 앞으로 이동해 중립 상태보다 앞에 놓여 있다.

어깨가 평소 위치에 있다. 몸에 부담이 적어 움직이기 적합한 상태다.

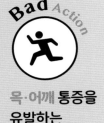

굳어진 가슴 근육!
잘못된 머리의 위치가
엄청난 부담을 준다

걸을 때 느껴지는 어깨 통증은 걷는 동작보다는 자세와 더 밀접한 관련이 있습니다. 등이 굽었다면 가슴 근육은 수축된 상태라는 뜻이며, 이것이 팔을 흔드는 동작 등에 악영향을 미치지요. 어깨는 팔을 따라 움직입니다. 팔의 움직임은 쇄골(빗장뼈)과 흉골(복장뼈)을 잇는 흉쇄관절에서 시작되는데, 가슴 근육이 굳어지면 팔의 움직임에도 지장이 생깁니다. 또 하나 중요한 요소는 머리의 위치입니다. 고개를 숙이거나 턱이 앞으로 나가면 등 근육에 부하가 걸리지요.

원인 1 ## 가슴과 등 근육의 균형이 깨졌다

가슴 근육

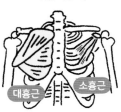

대흉근   소흉근

등 근육

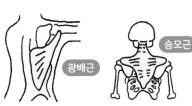

광배근   승모근

등 근육을 당겨 통증을 일으킨다

대흉근(큰가슴근) 등과 같이 가슴에 있는 근육의 기능이 강해지면서 등에 있는 승모근(등세모근) 및 광배근(넓은등근)과의 균형이 깨진 상태입니다. 가슴이 강하게 수축하면서 등 근육을 당기기 때문에 뻐근한 통증을 일으키지요. 이럴 때 쇄골 아래 부근을 주무르면 대흉근이 이완되어 가슴과 등의 균형이 개선됩니다. 굽은 등을 정상적인 상태로 되돌리는 데 도움이 되지요.

원인 2 바닥을 보거나 턱을 앞으로 내밀고 걷는다

목과 어깨에 부담이 간다

고개를 숙이거나 턱을 앞으로 내밀면 머리가 몸보
다 앞으로 나옵니다. 결국 머리가 몸통 위에 놓이
지 않아 목과 어깨의 근육으로 머리를 지탱하고
걷게 되므로 큰 부하가 걸립니다.

최근 문제가 되고 있는 일자목도 이러한 걸음걸이
로 이어지기 쉽습니다. 이를 개선하고 싶다면 머
리 위에 책을 얹고 걸어보세요. 머리의 위치를 되
돌리는 데 도움이 됩니다.

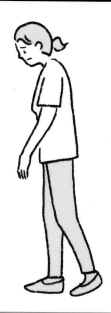

상완의 회전으로 어깨 상태 체크하기

나도 모르는 사이에 어깨가 위로 솟아
있다면? 사실 어깨의 상태와 상완(위
팔)의 외회전은 서로 관련이 있습니다.
오른쪽 그림은 이를 이용해 어깨의 상
태를 체크하는 방법입니다. 상완이 회
전하는 정도는 사람마다 차이가 있습
니다. 앞으로나란히를 했을 때 팔꿈치
의 오금 부위가 옆이나 사선 위를 향하
는 사람은 어깨에 힘이 들어가 위로 솟
기 쉬운 유형이지요(Ⓐ). 팔의 오금이
위를 향하는 사람은 어깨가 위로 잘 솟
지 않아서(Ⓑ) 어깨의 위치를 쉽게 바
로잡을 수 있습니다.

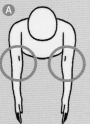

상완이 안쪽으로
돌아가 있는 상태.
어깨에 자주 힘이
들어가서 안으로
굽은 자세가 되기
쉽다.

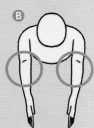

상완이 바깥쪽으
로 돌아가 있는 상
태. 어깨를 쉽게 중
립 상태로 만들 수
있다.

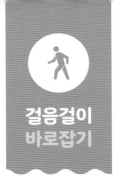

걸음걸이
바로잡기

시선을 든 채 어깨와 팔꿈치를 당기고 팔은 V 자로 흔들자

먼저 상체의 움직임을 바꿔야 합니다. 머리는 몸통 위에 싣고 팔을 흔들 때는 어깨와 팔꿈치를 뒤로 당기도록 집중하며 걸어보세요. 그러면 가슴 근육이 저절로 펴집니다. 그리고 팔은 내려다보았을 때 V 자가 되도록 흔들어야 합니다. 어깨에 힘이 들어가 위로 솟는 사람은 손바닥을 앞으로 돌린 채 팔을 흔들면 자연히 어깨가 내려갑니다. 다음 페이지에서 소개하는 운동법으로 대흉근을 풀고 나서 걸으면 더 큰 효과를 얻을 수 있습니다.

어깨의 위치와 팔을 흔드는 방법이 포인트

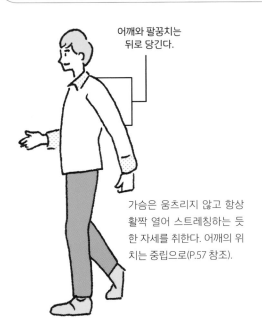

어깨와 팔꿈치는
뒤로 당긴다.

가슴은 움츠리지 않고 항상 활짝 열어 스트레칭하는 듯한 자세를 취한다. 어깨의 위치는 중립으로(P.57 참조).

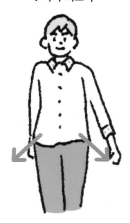

내려다보았을 때
V 자가 되도록

겨드랑이는 너무 벌리지 않는다.
어깨의 힘을 빼고 팔을 흔든다.

가슴 열기 운동

대흉근을 스트레칭하면 팔의 움직임이 매끄러워지고
어깨를 중립 상태로 되돌리는 데 도움이 된다.

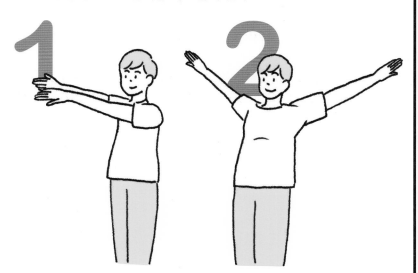

어깨의 힘을 빼고 서서 양손을 가슴
앞으로 뻗은 다음 손바닥이 위로 올라
오게 한다.

양손을 비스듬히 뒤로 뻗어 45도 각도
로 들어 올린다. 손바닥은 뒤를 향하
게 하고 가슴을 활짝 편 채 20초간 유
지한다. 1번으로 돌아가 같은 동작을
3회 반복한다.

어깨에 밴드를 매보자

어깨부터 겨드랑이에 걸쳐 X 자가 되도록 밴
드를 매면 가슴이 펴지며 어깨의 위치가 개선
됩니다. 굽은 등이나 어깨 결림을 없애는 데
도 효과적이고요. 평소에도 옷 속에 밴드를
둘러 자세를 유지하는 사람도 있습니다.

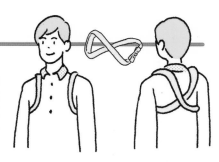

견갑골과
팔 동작의 관계

몸에 부담을 주지 않는 걸음걸이는 하체를 어떻게 움직이느냐가 핵심이지만, 더 매끄럽게 걸으려면 팔과 어깨의 상태에도 주의를 기울여야 합니다. 걸을 때 팔을 흔드는 동작을 살펴보면 어깨와 주변이 딱딱하게 굳어진 것처럼 전혀 움직이지 않는 사람이 있습니다.

여러분은 팔의 움직임이 어디에서부터 시작된다고 생각하시나요? 많은 사람이 어깨관절을 떠올리겠지만, 실제로 움직여 보면 어깨관절 또한 팔 동작에 따라 움직인다는 사실을 알 수 있습니다.

팔은 이곳과 연결되어 있다!

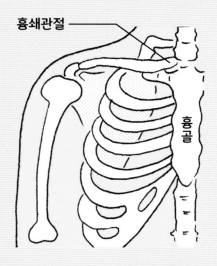

흉쇄관절

흉골

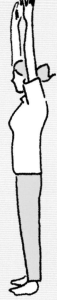

1

편안하게 서서
양 손바닥을 앞으로
향하고 위로
들어 올린다.

사실 팔은 가슴 중앙에 있는 **뼈(흉골)**를 통해 몸통과 연결되어 있습니다. 더 정확하게 말하자면 흉골과 쇄골을 잇는 관절, 즉 흉쇄관절로(그림 참조) 이어져 있지요. 견갑골 주변 뼈 가운데 몸통과 연결되어 있는 것은 쇄골뿐이며 어깨관절은 어깨뼈, 즉 견갑골과 함께 움직입니다. '팔의 움직임은 흉쇄관절에서 시작되며 견갑골은 늑골 위를 미끄러지듯이 움직인다'. 이렇게 원리를 상상하며 움직이면 힘들이지 않고 팔을 흔들 수 있습니다.

또 하나 알아두었으면 하는 부분은 어깨의 상태를 조정하는 방법입니다. 어깨가 가장 움직이기 쉬운 위치, 다시 말해 어깨의 중립 상태를 유지하는 방법이지요. 아래 그림과 같은 방법으로 어깨의 중립 위치를 확인할 수 있습니다.

하루에 몇 번씩 어깨의 중립 위치를 확인하고 나서 걸으면 큰 효과를 얻을 수 있습니다.

2

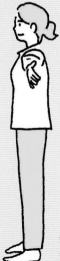

양팔을 옆으로 벌리며 내린다.

3

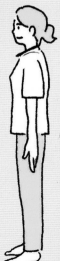

손을 몸 옆에 붙인다. 이때 어깨의 위치가 중립 상태에 가깝다.

무지외반증

엄지발가락으로 땅을 차며 걸어서 **무릎이 안으로 들어간다.**

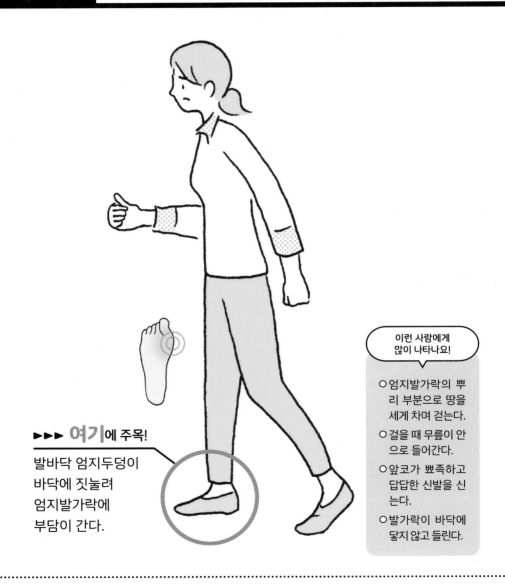

이런 사람에게
많이 나타나요!

○ 엄지발가락의 뿌
리 부분으로 땅을
세게 차며 걷는다.

○ 걸을 때 무릎이 안
으로 들어간다.

○ 앞코가 뾰족하고
답답한 신발을 신
는다.

○ 발가락이 바닥에
닿지 않고 들린다.

▶▶▶ **여기**에 주목!

발바닥 엄지두덩이
바닥에 짓눌려
엄지발가락에
부담이 간다.

무지외반증은 무릎이나 발바닥 아치와 관련이 있다

무지외반증은 남성보다 여성에게 더 많이 나타나는 발의 질환입니다. 심하면 통증 때문에 걷지 못하기도 하고 통증을 피하려다 자세가 나빠지기도 하지요. 그 결과 허리와 무릎에 나쁜 영향을 미쳐 또 다른 통증을 유발하기도 합니다. 무지외반증의 원인으로는 주로 불편한 구두나 유전적 요인을 꼽지만, 걷는 법과도 관계가 있습니다. 몸에 무리가 오는 방식으로 걸으면 엄지발가락이 끊임없이 바닥에 눌려 바깥쪽으로 휘어지고 말지요. 무릎이 안으로 들어가거나 발뒤꿈치가 바깥으로 기울어져 발바닥의 아치가 바닥에 닿는 과잉회내 환자도 무지외반증이 나타날 위험이 크다고 볼 수 있습니다.

무지외반증의 증상

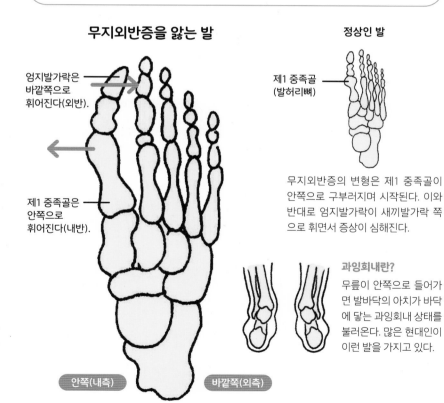

무지외반증을 앓는 발

엄지발가락은 바깥쪽으로 휘어진다(외반).

제1 중족골은 안쪽으로 휘어진다(내반).

안쪽(내측) 바깥쪽(외측)

정상인 발

제1 중족골 (발허리뼈)

무지외반증의 변형은 제1 중족골이 안쪽으로 구부러지며 시작된다. 이와 반대로 엄지발가락이 새끼발가락 쪽으로 휘면서 증상이 심해진다.

과잉회내란?
무릎이 안쪽으로 들어가면 발바닥의 아치가 바닥에 닿는 과잉회내 상태를 불러온다. 많은 현대인이 이런 발을 가지고 있다.

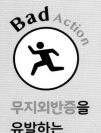
발바닥 엄지두덩을
혹사하는 걸음걸이!
움직이기 힘든 발가락도
또 다른 원인이다

발끝으로 바닥을 차듯이 걷는 사람은 무지외반증에 걸리기 쉽습니다. 걸을 때 무릎이 안으로 들어가는 경향이 있는 데다 바닥을 차는 동작 때문에 엄지발가락이 몇 번이고 지면에 강하게 눌려 발가락이 변형되기 때문입니다. 이런 사람은 무릎 통증을 느끼는 경우가 많으니 P.38를 참고해 주세요. 발가락을 움직이기 힘든 것도 무지외반증의 원인 중 하나입니다. 답답한 구두를 신거나 발가락이 바닥에 닿지 않고 들려 있는 상태가 지속되면 발가락의 기능이 저하됩니다.

원인 1 엄지발가락의 뿌리 부분을 바닥에 강하게 짓누른다

엄지발가락에 체중을 과도하게 싣는다

무릎이 안으로 들어가면 측면에서 엄지발가락에 큰 압력이 가해집니다. 그 결과 엄지발가락에 중심이 지나치게 쏠려서 무지외반증의 증상을 악화시키지요. 정상적인 경우에는 42쪽에서 설명했듯이 압력이 발뒤꿈치 바깥쪽에서 발바닥 가장자리를 지나 엄지발가락으로 빠져나가는 느낌으로 이동합니다. 발바닥 엄지두덩(무지구, 엄지발가락 뿌리 부근에 볼록하게 솟은 부분-옮긴이)은 지면을 누르는 부분이 아니라 힘이 마지막으로 빠져나가는 곳이라 할 수 있지요.

무지외반증은

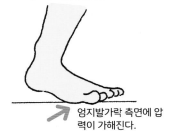

엄지발가락 측면에 압력이 가해진다.

합리적으로 걸으면

엄지발가락의 볼록한 부분이 바닥에 닿으며 힘이 빠져나간다.

엄지발가락의 볼록한 부분에 압력이 가해진다.

원인 2 굽이 높은 구두나 답답한 신발을 신는다

발가락을 움직이지 못해 엄지발가락이 큰 압력을 받는다

하이힐을 신으면 어떻게 걷든 엄지발가락을 지면에 강하게 누르게 됩니다. 또한 발이 답답한 신발을 신으면 발가락을 자유롭게 움직일 수 없지요.

운동을 할 때 너무 꽉 끼는 운동화나 신발을 신다가 무지외반증에 걸리기도 합니다. 여성뿐 아니라 남성도 충분히 걸릴 수 있다는 뜻입니다.

원인 3 발가락이 들려서 움직이기가 어렵다

엄지두덩에만 의지하며 걷게 된다

발에 걸리는 생활습관병이라고도 불리는 이 증상은 무지외반증을 불러일으키는 요인 중 하나입니다. 발가락이 들려 있다는 것은 서 있을 때나 걸을 때 발가락이 지면에 닿지 않는다는 뜻이지요. 발가락이 바닥에 붙지 않으면 다섯 개의 발가락을 제대로 쓰지 못합니다. 결국 발바닥 엄지두덩으로만 체중을 지탱하는 걸음걸이가 되기 십상입니다.

발가락이 들려 있는 발

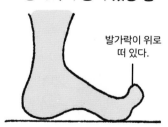

발가락이 위로 떠 있다.

보통 발

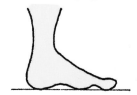

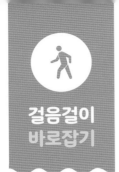

걷기　POINT

다섯 발가락의 볼록한 부분을 신발 바닥에 붙이고 걷자

중요한 것은 발가락의 움직임입니다. 엄지발가락에 체중이 지나치게 쏠리는 걸음걸이에서 벗어나 다섯 발가락의 볼록한 부분(지문이 있는 부분)이 바닥에 닿도록 걸어보세요. 발가락을 움직이면 엄지발가락 이외의 네 발가락으로 압력을 분산할 수 있습니다. 다섯 발가락을 바닥에 붙이고 걷는 데 성공한다면, 이번에는 발 바깥쪽에 압력을 느끼며 걸어볼 차례입니다. 병세가 깊지 않은 사람은 이렇게 걷는 법을 바꾸는 것만으로도 증상이 개선될지도 모릅니다.

굽이 낮은 신발을 신는 것도 중요합니다. 하이힐을 신을 때보다 엄지발가락에 실리는 힘을 덜어낼 수 있습니다.

발가락으로 지면을 붙잡는다

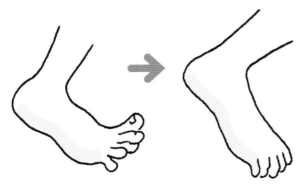

발을 내디딜 때는 발가락을 벌리고 발을 뗄 때는 발가락을 안으로 구부립니다. 발가락의 볼록한 부분으로 바닥을 붙잡는다는 느낌으로 걸어보세요.

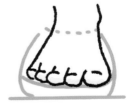

신발 안에서는
다섯 발가락의 볼록한 부분이 신발 바닥에 단단히 붙는다.

발가락 가위바위보

뻣뻣하게 굳은 발가락을 풀어주면 움직임이 부드러워져서 발가락 다섯 개로 지면을 단단히 밟을 수 있다.

바위

발가락을 모두 안으로 구부린 채 유지한다. 발가락과 발허리뼈가 만나는 관절(중족지 관절)부터 차근차근 굽히는 데 집중해야 한다.

가위

엄지발가락을 세우고 나머지 네 발가락은 안으로 구부린다. 그다음 반대로 엄지발가락만 안으로 구부리고 나머지 네 발가락은 뒤로 젖힌다.

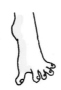

보

발가락 다섯 개를 모두 벌린다. 발가락과 발가락 사이를 힘껏 펼치는 데 집중한다. 이 세 가지 동작을 한 세트로 해서 총 20세트를 실시한다.

PLUS POINT

집 안에서는 맨발로 지내자!

맨발로 걸으면 발끝과 발뒤꿈치의 높이가 같아져서 발가락을 자유롭게 움직일 수 있습니다. 발가락에 힘이 붙어 몸을 더 단단히 지탱할 수 있게 되므로 걸음도 안정됩니다.

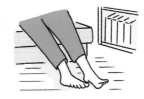

넓적다리와 골반의 연결 부위가 아프다

허리가 앞으로 미끄러지며 고관절이 펴진다.

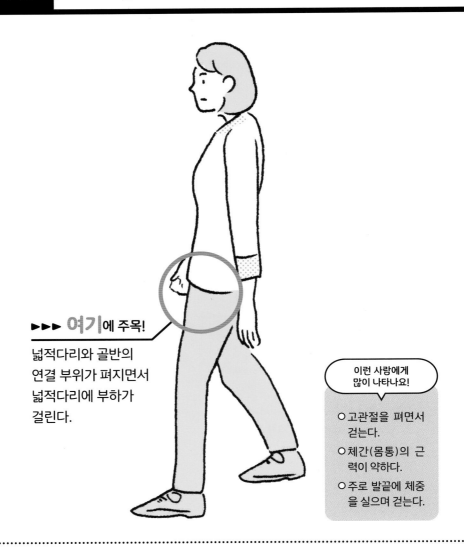

▶▶▶ **여기**에 주목!

넓적다리와 골반의
연결 부위가 펴지면서
넓적다리에 부하가
걸린다.

이런 사람에게
많이 나타나요!

○ 고관절을 펴면서
　걷는다.
○ 체간(몸통)의 근
　력이 약하다.
○ 주로 발끝에 체중
　을 실으며 걷는다.

근육이 팽팽하게 늘어나며 경직되어 통증이 생긴다

넓적다리와 골반의 연결 부위가 아프거나 불편한 이유는 골반이 앞으로 미끄러지는 자세 때문입니다. 골반이 미끄러지면 넓적다리와 골반의 연결 부위가 앞으로 밀려나 큰 부담이 생기지요. 임산부 같은 자세를 떠올려보면 이해하기 쉽습니다.

통증은 근육과 뼈가 만나는 부분에서 발생합니다. 그중에서도 넓적다리 근육인 대퇴직근(넙다리곧은근)과 다리를 들어 올릴 때 쓰는 장요근(엉덩허리근)과 관계가 깊습니다. 이 두 근육이 팽팽하게 늘어난 상태로 굳어지는 것이 통증의 원인이지요. 다만 걷지 못할 정도로 통증이 심하다면 변형성 고관절증의 증상일 수도 있으니 주의가 필요합니다.

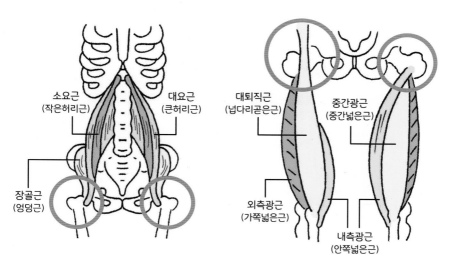

고관절 주변 근육이 늘어나 큰 부담이 된다

소요근
(작은허리근)

대요근
(큰허리근)

대퇴직근
(넙다리곧은근)

중간광근
(중간넓은근)

장골근
(엉덩근)

외측광근
(가쪽넓은근)

내측광근
(안쪽넓은근)

허리가 앞으로 밀리면 대퇴직근과 장요근(대요근, 소요근, 장골근)이 뼈와 만나는 부분이 늘어나면서 큰 부담이 생깁니다. 여기서 대퇴직근은 넓적다리의 근육인 대퇴사두근(넙다리네갈래근) 중 하나이며, 장요근은 상체와 하체를 연결하는 체간의 코어 근육(속 근육)입니다.

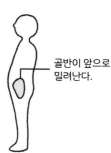

골반이 앞으로
밀려난다.

약해진 자세유지근!
발끝에 체중을 싣는
자세도 원인이다

골반과 넓적다리의 연결 부위가 아플 때는 걷는 동작보다는 허리가 앞으로 미끄러져 내려가는
자세가 원인인 경우가 많습니다. 허리가 앞으로 밀려나는 이유는 체간을 곧게 유지해 주는 등
근육이 약해졌기 때문이지요. 몸 앞뒤 근육의 균형이 무너지면 골반이 안정되지 않아 앞으로
밀려나는 자세가 됩니다. 또한 골반 위치와 상관없이 발끝에 체중을 싣는 자세에도 주의해야
합니다. 넓적다리와 골반이 만나는 부분이 펴지면서 부담이 커지니까요.

원인 1 자세를 유지하는 근력이 약해졌다

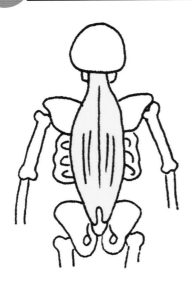

등 근육이 약화되어 자세가 무너진다

등 안쪽에서 자세를 유지해 주는 근육이 바로
척주기립근입니다. 이 근육이 상대적으로 약
해지면 똑바로 서기가 어려워집니다. 그러면
넓적다리와 골반이 만나는 부위를 앞으로 내
밀면서 균형을 잡아 자세를 유지하게 됩니다.

원인
2

발끝에 체중을 싣는다

하이힐을 신고 걸을 때도 주의하자!

무릎을 펴면 고관절도 자연히 펴져서 부담이 커집니다. 바로 앞에서 설명했듯이 자세를 유지하는 근육들의 균형이 깨지면 몸의 균형을 유지하기 위해 발끝에 체중이 쏠리는 자세를 취하기 쉽습니다. 또한 하이힐을 자주 신는 사람은 무릎을 펴고 걷기 때문에 발끝에 무게를 실을 때가 많습니다.

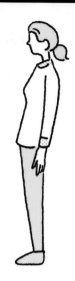

COLUMN

항중력근이라는 말을 아시나요?

우리 몸에는 항상 중력이 작용하고 있으며, 이 힘을 거스르고 자세를 유지할 수 있게 해주는 근육이 바로 '항중력근(抗重力筋)'입니다. 주로 서거나 걸을 때 이 근육을 사용하는데, 척추를 지지하는 척주기립근, 광배근, 복근, 대둔근, 대퇴사두근, 종아리 근육 등이 항중력근에 속하지요. 몸의 뒷면에 있는 근육이 비교적 많습니다. 항중력근은 나이가 들면서 쉽게 약해집니다. 이 근육들이 약화되고 점점 쓰이지 않게 되면 자세가 나빠질 뿐만 아니라 근육이 늘어지는 상황까지 찾아오지요. 항중력근을 균형 있게 사용하면 틀어진 몸도 쉽게 바로 잡을 수 있으며 관절의 통증이나 근육 결림 같은 증상도 덜 나타납니다.

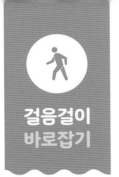

걸음걸이 바로잡기

상체를 약간 앞으로 기울이고 발뒤꿈치부터 발바닥 전체를 사용하자

P.24을 참고해서 걷기 전에 어떤 자세를 취해야 하는지 한 번 더 살펴봅시다. 자세를 유지하는 근력이 약해지더라도 다음 페이지에서 소개하는 운동법과 같이 허리의 위치를 바로잡으면 자세도 훨씬 좋아집니다. 그뿐만 아니라 발끝에 체중을 싣는 자세 또한 개선할 수 있습니다.

걸을 때는 가슴이 사선 아래쪽을 향한다고 상상하면 자세를 쉽게 잡을 수 있습니다. 그리고 무릎을 굽히며 걸으면서 발바닥 전체를 사용해 보세요. 앞서 살펴본 내용처럼 발가락을 모두 쓰는 느낌을 잊어서는 안 됩니다.

가슴이 사선 아래쪽을 향한다는 느낌으로

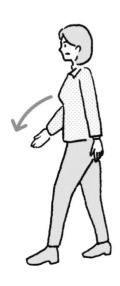

발바닥의 압력은 발뒤꿈치에서 발 앞부분을 통해 빠져나간다. 걸을 때 발 안쪽이 뜨지 않도록 한다.

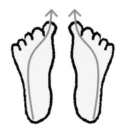

발바닥 전체를 사용해 걷는다. 압력은 발뒤꿈치 바깥쪽에서 발바닥 가장자리를 지나 엄지발가락으로 빠져나간다.

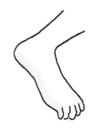

바닥에서 발이 떨어지는 순간 발가락을 구부려 지면을 밀어내는 느낌으로 걷는다.

허리 미끄러트리기 운동

발끝에 체중을 싣는 자세에서 발뒤꿈치에 체중을 싣는 자세로 바꿔주는 교정 운동.

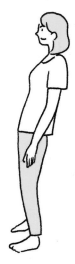

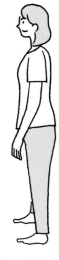

발을 골반 너비로 벌리고 고관절 부분을 약간 앞으로 내민 뒤 발끝에 중심을 두고 선다.

허리를 조금씩 뒤로 빼다가 발뒤꿈치에 무게가 실리는 위치에서 멈춘다. 1번으로 돌아가 같은 동작을 10회 반복한다.

PLUS POINT

청소할 때 동작을 크게 하자!

자세를 유지하는 근육은 일상생활에서 올바른 자세를 취하며 단련할 수 있습니다. 집에서 청소를 할 때는 팔의 움직임이 시작되는 부위부터 어깨에 이르는 부분을 크게 움직여 보세요. 팔뿐만 아니라 등줄기까지 넓게 자극할 수 있습니다.

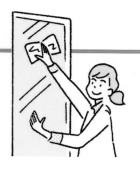

**걸을 때
나타나는 문제점**

발바닥과
발뒤꿈치가 아프다

걸음걸이의 특징 | 발뒤꿈치로 바닥을 세게 찍으며 행진하듯이 걷는다.

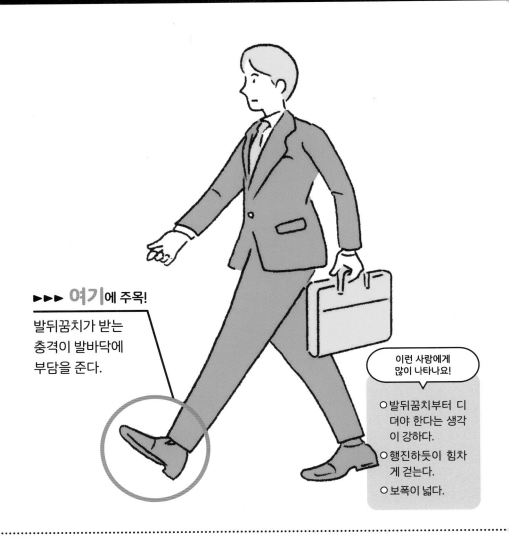

▶▶▶ **여기**에 주목!

발뒤꿈치가 받는
충격이 발바닥에
부담을 준다.

이런 사람에게
많이 나타나요!

○ 발뒤꿈치부터 디
　뎌야 한다는 생각
　이 강하다.
○ 행진하듯이 힘차
　게 걷는다.
○ 보폭이 넓다.

발바닥에 있는 족저근막에 큰 부담을 준다

족저근막염은 걸을 때 발뒤꿈치나 주변 부위가 욱신거리고 발바닥이 땅기는 증상의 원인 중 하나입니다. 계단을 오를 때나 까치발을 할 때 통증을 느끼는 사람도 있습니다.

족저근막이란 발바닥 앞부터 발뒤꿈치까지 뻗어 있는 강한 섬유막을 가리킵니다. 발바닥의 아치를 유지하고 보행 시 지면에서 전해지는 충격을 흡수하며 쿠션 역할을 하지요. 발바닥에 큰 충격을 주는 동작을 반복하다 보면 발바닥의 근육과 힘줄에 가해지는 부담이 커져 염증이 발생합니다.

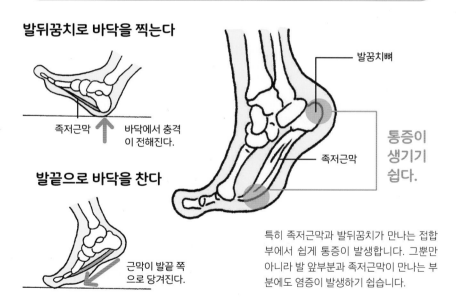

발바닥 조직에 손상을 입히는 동작

발뒤꿈치로 바닥을 찍는다

족저근막 ↑ 바닥에서 충격이 전해진다.

발끝으로 바닥을 찬다

근막이 발끝 쪽으로 당겨진다.

발꿈치뼈

족저근막

통증이 생기기 쉽다.

특히 족저근막과 발뒤꿈치가 만나는 접합부에서 쉽게 통증이 발생합니다. 그뿐만 아니라 발 앞부분과 족저근막이 만나는 부분에도 염증이 발생하기 쉽습니다.

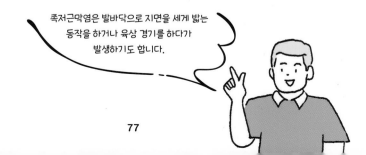

족저근막염은 발바닥으로 지면을 세게 밟는 동작을 하거나 육상 경기를 하다가 발생하기도 합니다.

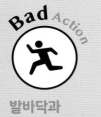

발뒤꿈치로 바닥을 강하게 딛거나 행진하듯이 걸으면 발에 큰 부담이!

보행 시 발바닥에 부담을 주는 동작이라 하면 무엇보다 발뒤꿈치로 바닥을 세게 찍거나 발바닥으로 지면을 힘껏 밟으며 걷는 동작이라 할 수 있습니다. 특히 남성 중에는 이런 방식으로 걷는 사람이 적지 않지요. 발을 내디딜 때 엄지발가락에 힘이 지나치게 많이 들어가면 엄지발가락에서 발바닥으로 이어지는 근육이 뻣뻣해져서 발바닥 통증을 일으키기도 합니다.

넓은 보폭으로 성큼성큼 걷는 것도 주의해야 합니다. 보폭이 넓어지면 발뒤꿈치로 바닥을 딛게 되어 지면에서 전해지는 충격이 발바닥에 지나친 부담이 됩니다.

원인 1 발뒤꿈치부터 디뎌야 한다는 생각이 지나치게 강하다

너무 의식하며 걷는 탓에 발에 강한 충격이 전해진다

보통은 걸음을 내디딜 때 발이 발뒤꿈치 바깥쪽에서 부터 차례로 바닥에 닿습니다. 이를 뒤축 딛기(heel contact)라고 하지요. 발바닥이나 발뒤꿈치가 아픈 사람은 걸을 때 뒤꿈치부터 디뎌야 한다는 점을 지나치게 의식한 나머지 바닥을 너무 세게 찍는 경우가 많습니다. 그 결과 발바닥에 강한 힘이 실려 통증을 일으킵니다.

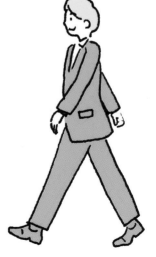

이 부분을
강하게
찍어 내디딘다.

원인 2 · 행진하듯이 힘차게 걷는다

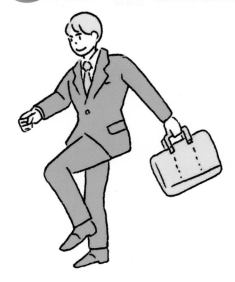

걷는 리듬이 원인일 때도 있다

학생 시절 운동회 등에서 친구들과 함께 행진하는 연습을 해본 적이 있을 겁니다. 행진할 때는 보조를 맞추기 위해 "하나 둘, 하나 둘." 하는 구령에 따라서 '하나'일 때 발바닥을 땅에 내디디며 리듬을 맞추지요. 실제로 행진하듯이 걷는 사람은 없겠지만, 어쩌면 이런 리듬이 몸에 익어서 자연스레 두 박자로 걷고 있을지도 모릅니다. 한 번쯤 체크해 보세요.

원인 3 · 보폭이 넓다

발뒤꿈치에 전해지는 충격이 커진다

걸을 때 보폭이 넓어지면 자연히 발뒤꿈치로 바닥을 딛게 됩니다. 그러면 발뒤꿈치에 강한 제동이 걸리고 지면에서 발바닥으로 강한 힘이 전해져 큰 부담이 되지요. 물론 무릎에도 좋지 않습니다. 그뿐만 아니라 보폭이 넓으면 저절로 땅을 차는 걸음걸이가 되므로 엄지발가락에 가해지는 충격도 커집니다.

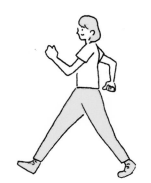

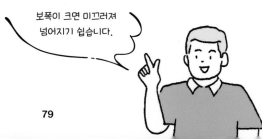

보폭이 크면 미끄러져 넘어지기 쉽습니다.

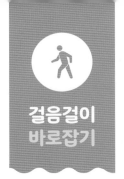

걷기 POINT

명치 바로 아래에 발을 디디며 걷자

가장 먼저 신경 써야 할 부분은 보폭입니다. 보폭이 지나치게 넓어지지 않도록 발을 명치 바로 아래쪽으로 디디며 걸어보세요. 보폭이 자연히 좁아져서 발뒤꿈치를 땅에 강하게 찍는 횟수가 줄어듭니다. 그리고 발바닥 전체를 지면에 붙이고 걷게 되면서 발바닥으로 전해지는 충격도 분산됩니다. 무릎을 펴며 걷는 느낌이 몸에 배어 있는 사람은 딛는 다리의 무릎을 굽히는 것도 잊어서는 안 됩니다.

발바닥에 체중을 싣는 느낌으로

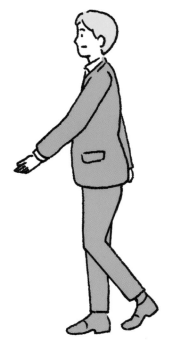

다리부터 기울이는 것이 아니라 상체를 먼저 앞으로 약간 기울인 뒤, 발을 명치 바로 아래쪽으로 디딥니다. 명치에서 다리가 뻗어져 나온다는 감각을 느끼며 걸으면 몸을 매끄럽게 옮길 수 있습니다.

다리 벌리기 스트레칭

고관절을 외회전하는 운동. 이 동작이 가능해지면 무릎을 부드럽게 굽히고 펼 수 있으며 발바닥 전체로 지면을 딛는 데도 도움이 된다.

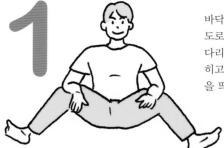

1 바닥에 앉아서 통증이 생기지 않을 정도로만 두 다리를 벌리고 양손은 넓적다리 위에 얹는다. 양 무릎을 조금 굽히고 발뒤꿈치를 바닥에 붙인 뒤 발끝을 띄운다.

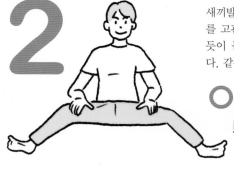

2 새끼발가락이 바닥에 닿도록 두 다리를 고관절부터 천천히 바깥쪽으로 열듯이 돌렸다가 다시 1번으로 돌아간다. 같은 동작을 30회 반복한다.

허리가 둥글게
말리지 않도록
주의한다.

넓적다리가 쉽게 피로해진다

걸음걸이의 특징 ▶ 무릎을 펴서 몸을 들어 올리며 걷는다.

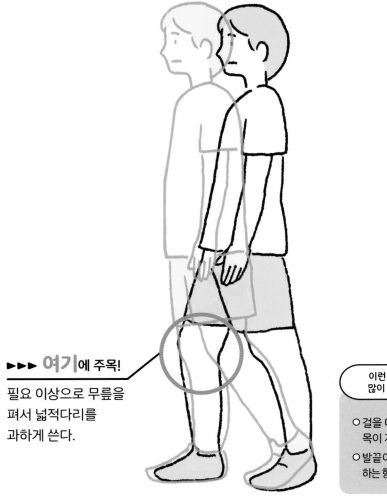

▶▶▶ **여기**에 주목!

필요 이상으로 무릎을 펴서 넓적다리를 과하게 쓴다.

이런 사람에게 많이 나타나요!

○ 걸을 때 무릎과 발목이 자주 펴진다.
○ 발끝이 안쪽을 향하는 형태로 걷는다.

넓적다리 앞쪽 근육을 과하게 사용한다

걸을 때 넓적다리에 쉽게 피로를 느낀다면 대퇴사두근을 지나치게 많이 사용한다는 뜻입니다. 근육은 수축할 때 힘을 발휘하므로 넓적다리 앞에 계속 힘이 들어간 상태라고 바꿔 말할 수 있지요. 대퇴사두근은 넓적다리 앞에 있는 네 갈래의 근육을 두루 일컫는 말입니다. 무릎을 굽히고 펼 때나 고관절을 움직여 넓적다리를 앞으로 들어 올릴 때 사용하는 근육이니 걸을 때 중요한 역할을 하지요. 하지만 일상생활에서 걷다가 혹사될 만한 근육은 아닙니다. 대퇴사두근을 과하게 사용한다는 것은 에너지를 낭비하는 일과 같습니다. 금방 지칠 뿐만 아니라 넓적다리와 종아리도 두꺼워집니다.

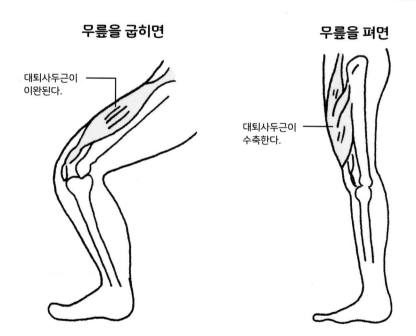

허벅지 근육을 과하게 쓴다는 것은?

무릎을 굽히면

대퇴사두근이
이완된다.

무릎을 펴면

대퇴사두근이
수축한다.

대퇴사두근은 무릎을 펼 때 수축하며 힘을 발휘하고 무릎을 굽히면 이완됩니다. 의자에 앉아 무릎을 굽히거나 펴보면 근육의 움직임을 알 수 있지요. 대퇴사두근을 지나치게 사용한다는 것은 움직일 때 무릎을 펴고자 하는 의식이 강하다는 증거입니다.

무릎이 바로 펴지기 때문에 넓적다리에 계속해서 피로가 쌓인다

넓적다리를 과도하게 사용하는 걸음걸이란 무릎을 굽히지 않고 몸 전체를 지탱하듯이 걷는 방식을 말합니다. 좀 더 정확하게 말하자면 처음 발을 디딜 때는 무릎을 조금 굽힌 상태이지만 곧바로 무릎이 펴지는 걸음걸이이지요. 무릎을 펴면 대퇴사두근이 수축하니 물론 넓적다리에 더 많은 부담을 줍니다. 이뿐만 아니라 무릎이 안으로 들어가는 안짱걸음도 넓적다리를 피로하게 만드는 원인입니다. 안짱걸음을 걸으면 무릎을 펴야만 앞으로 나아갈 수 있으니 결과적으로 넓적다리를 많이 쓰게 됩니다.

원인 1 걸을 때 무릎과 발목이 수시로 펴진다

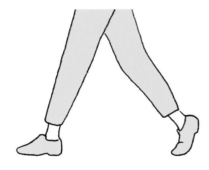

계단이나 언덕길을 오르는 것과 마찬가지

무릎을 펴고 걸으면 발끝에 체중이 실려서 발목 또한 뻗으며 걷게 됩니다. 넓적다리를 사용해 몸을 위로 들어 올리며 계단을 오를 때와 비슷한 상태이니 금방 피로가 쌓입니다.

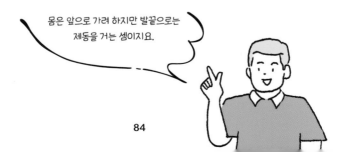

몸은 앞으로 가려 하지만 발끝으로는 제동을 거는 셈이지요.

무릎이 안으로 들어가는 안짱걸음

무릎을 펴게 만드는 걸음걸이

걸을 때 무릎이 안쪽으로 말려 들어가는 안짱걸음도 넓적다리를 지나치게 사용하는 원인 중 하나입니다. 무릎을 펴고 걸으니 넓적다리를 혹사하게 되지요. 안짱다리이고 넓적다리도 두껍다면 이런 유형에 속한다고 볼 수 있습니다.

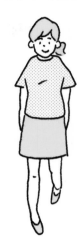

COLUMN

귀여워 보이는 안짱걸음?
몸에는 나쁘다!

안짱다리는 발끝이 안쪽으로 휜 다리를 말합니다. 그런데 전 세계에서도 일본인 여성들 가운데 유독 안짱다리가 많다는 사실, 알고 계셨을까요? 원인은 몇 가지를 들 수 있겠지만, 안짱걸음을 귀엽다고 여기는 인식도 원인 중 하나입니다. 안짱걸음이 귀여움을 표현하는 방법으로 하나의 습관처럼 자리 잡은 것이 아닐까요. 일본을 방문하는 외국인들은 안짱걸음을 어색하게 느낀다고 합니다.

안짱다리는 고관절이 내회전한 상태입니다. 하지만 보행뿐 아니라 운동과 스포츠에서는 발끝과 무릎이 바깥을 향하는 상태가 동작의 기본이지요. 동작학 전문가의 입장에서도 안짱걸음은 반드시 개선할 필요가 있습니다.

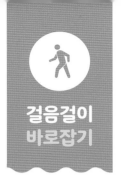
발끝을 약간 바깥쪽으로 돌리고 무릎을 굽히며 걷자

걸음걸이 바로잡기

무릎을 굽히고 천천히 걷는 것이 넓적다리의 부담을 줄여주는 가장 좋은 방법입니다. 무릎을 굽히고 발을 디딜 때 주의해야 할 점은 발끝을 약간 바깥으로 돌려야 한다는 점입니다. 이와 동시에 무릎의 방향도 바깥으로 돌리면 무릎을 쉽게 굽힐 수 있습니다. 무릎이 펴지면 넓적다리에 힘이 들어간다는 사실을 명심해야 합니다. 무릎을 굽힐 때 뒷다리의 발바닥 전체로 몸을 앞으로 보내듯이 움직이면 무릎을 펴서 몸을 들어 올리는 상태를 피할 수 있습니다.

발끝의 방향이 무릎의 움직임을 결정한다

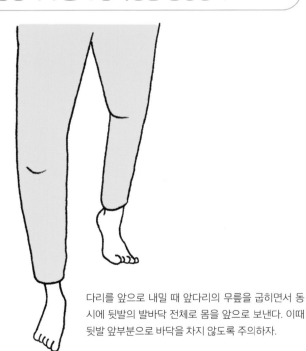

다리를 앞으로 내밀 때 앞다리의 무릎을 굽히면서 동시에 뒷발의 발바닥 전체로 몸을 앞으로 보낸다. 이때 뒷발 앞부분으로 바닥을 차지 않도록 주의하자.

오리걸음

허리를 내리고 무릎을 굽혀 쪼그리고 앉은 상태에서 걷는 동작이다.
발끝과 무릎을 바깥쪽으로 돌리고 걷는 감각을 기를 수 있다.

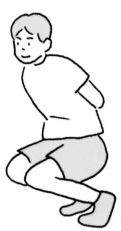

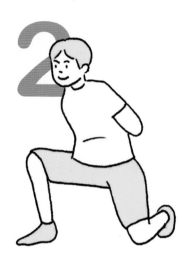

허리를 내리고 양 발바닥을 바닥에 붙인 채 쪼그려 앉는다(발끝을 세우고 앉아도 좋다). 어깨의 힘을 빼고 양손은 뒤에서 맞잡는다.

상체로 균형을 잡으면서 무릎과 발끝을 바깥으로 돌리고 고관절을 사용해 쪼그린 채 걷는다. 천천히 열 걸음을 걸어본다.

PLUS POINT

다른 사람을 업고 걸어보자

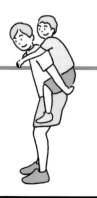

누군가를 업고 걸을 때는 자연히 무릎이 구부러지고 발끝은 약간 바깥으로 돌아가며 발바닥 전체로 땅을 단단하게 밟게 됩니다. 만약 아이가 있다면 아이를 등에 업고 이런 걸음걸이를 의식하며 걸어보세요. 움직이지 않고 제자리걸음만 해도 도움이 됩니다.

아킬레스건과 종아리가 아프다

발뒤꿈치가 뜬 상태로 발끝에 체중을 싣고 걷는다.

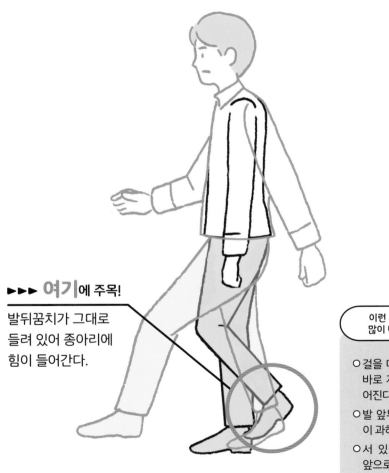

▶▶▶ **여기**에 주목!

발뒤꿈치가 그대로
들려 있어 종아리에
힘이 들어간다.

이런 사람에게
많이 나타나요!

○ 걸을 때 발꿈치가
바로 지면에서 떨
어진다.

○ 발 앞부분에 체중
이 과하게 쏠린다.

○ 서 있을 때 배가
앞으로 나온다.

발뒤꿈치를 들어 올리는 동작이 종아리에 부담을 준다

아킬레스건과 종아리는 과도하게 사용했을 때 쉽게 통증이 나타납니다. 발뒤꿈치를 들어 올리는 동작 등이 원인이지요. 발뒤꿈치를 들면 종아리 근육이 수축하고 아킬레스건이 늘어납니다. 이 상태가 지속되면 종아리와 아킬레스건에 피로가 쌓일 수밖에 없지요. 종아리는 장딴지근과 가자미근이라는 두 가지 근육으로 이루어져 있고, 이 두 근육과 발꿈치뼈를 잇는 힘줄이 바로 아킬레스건입니다. 아킬레스건은 우리 몸에서 가장 두꺼운 힘줄이지요. 용수철처럼 작용하면서 종아리 근육의 기능을 돕습니다.

발뒤꿈치가 들리면 아킬레스건의 부담이 커진다

나이가 들면 아킬레스건의 유연성이 점차 떨어져서 전보다 쉽게 늘어나지 않게 됩니다. 그렇다고 해서 걷다가 갑자기 아킬레스건이 끊어지지는 않습니다. 아킬레스건이 끊어질 만한 부상은 주로 무언가를 세게 밟거나 빠르게 달리거나 높이 뛸 때 종아리 근육이 급격하게 수축하면서 또는 바닥에 착지할 때 갑자기 근육이 늘어나면서 발생합니다.

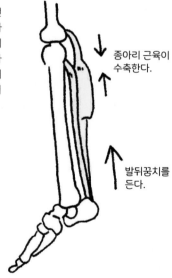

종아리 근육이 수축한다.

발뒤꿈치를 든다.

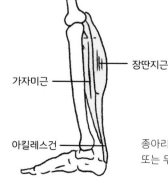

가자미근

장딴지근

아킬레스건

종아리 근육은 선 자세에서 몸을 지탱해 주며, 발목을 접거나 펼 때 또는 무언가를 차는 동작을 할 때도 쓰입니다.

발끝에 체중을 실으면 부담이 커진다. 엉덩이나 배를 내미는 자세도 피하자!

발뒤꿈치가 들린 상태로 걸으면 아킬레스건과 종아리가 계속 긴장된 상태로 유지되어서 부담이 커집니다. 서둘러 걸으려고 할 때 이런 걸음걸이가 되기 쉽지요. 굽 높은 하이힐을 자주 신는 사람도 발끝에 체중이 쏠려서 발뒤꿈치가 뜰 때가 많습니다.

아킬레스건이나 종아리의 통증은 자세와도 관계가 있습니다. 엉덩이나 배를 내민 듯한 자세를 자주 취하는 사람은 발끝에 무게가 실리기 때문에 항상 종아리 근육을 많이 사용합니다. 이런 경우 종아리가 땡땡하게 부풀어 있을지도 모르니 한번 체크해 보세요.

원인 1 발 앞부분에 체중을 싣는 느낌이 강하다

발끝에 무게가 쏠리면 브레이크가 걸린다

발 앞부분으로 몸무게를 지탱한다는 느낌이 강하면 항상 발뒤꿈치가 살짝 떠 있어서 종아리와 아킬레스건을 많이 사용합니다. 동작으로 살펴보면 발끝은 브레이크 역할을 하고 발뒤꿈치는 액셀 역할을 합니다. 따라서 발끝에 무게를 싣고 걷는다면 브레이크를 걸며 걷는 것과 마찬가지이지요. 자연히 몸에 피로가 많이 쌓입니다.

발 앞부분이란

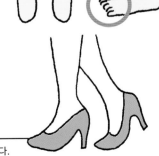

하이힐을 신으면
체중이 발끝에 실린다.

원인 2 서 있을 때 배가 앞으로 튀어나온다

종아리에 부담이 되는 자세

아랫배가 앞으로 나오는 자세를 취하면 발끝에 체중이 쏠리기 쉽습니다. 이번에는 여러분이 생각하는 '좋은 자세'를 한번 취해보세요. 혹시 허리가 젖혀지고 엉덩이가 튀어나오지 않았나요? 이 자세 또한 마찬가지입니다. 배나 엉덩이가 튀어나오는 자세는 발뒤꿈치를 뜨게 만들어서 아킬레스건과 종아리에 부담을 줍니다.

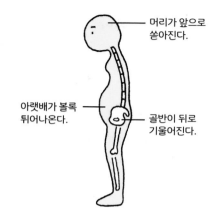

머리가 앞으로 쏟아진다.

아랫배가 볼록 튀어나온다.

골반이 뒤로 기울어진다.

COLUMN

발끝은 브레이크, 발뒤꿈치는 액셀

발끝으로 바닥을 밀면 과연 몸이 앞으로 나갈까요? 사실 이런 생각은 착각에 가깝습니다. 앞으로 나아가게 하는 액셀 기능은 발뒤꿈치에 있고 발끝에는 브레이크 기능이 있으니까요.

이런 장면을 상상해 보세요. 여러분은 전철이나 버스 안에서 진행 방향을 보고 서 있습니다. 이때 갑자기 차가 멈춰 선다면 여러분은 어떻게 할까요? 넘어지지 않도록 발끝에 힘을 주고 힘껏 버티지 않을까요? 반대로 서 있던 차가 갑자기 출발한다면 발뒤꿈치로 몸을 지탱하겠지요.

다시 말해, 발끝에 체중을 싣는 동작은 전진하는 움직임을 멈추게 하고 발뒤꿈치로 지지하는 동작은 몸을 앞으로 나아가게 합니다.

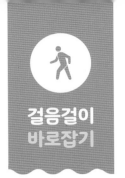

걷기 POINT

엉덩이를 뒤로 조금 빼고 발뒤꿈치부터 디디며 걷자

걸음걸이 개선을 위한 포인트는 '발 앞부분에 체중을 싣지 않고 걷기'입니다. 먼저 자세를 바로 잡아 봅시다. 발끝에 무게가 쏠리는 자세가 되지 않도록 아래 그림을 참고해서 발뒤꿈치 바깥쪽에 압력이 가해지게 서보세요. 걷기 전에 이 자세를 먼저 만들어야 합니다.

그리고 걸을 때는 보폭을 좁히고 발뒤꿈치로 바닥을 디디며 걸어봅시다. 발뒤꿈치로만 체중을 지탱한다고 상상하면서 엄지발가락으로 자연히 압력이 빠져나가는 감각을 느껴보세요.

발바닥 바깥쪽을 의식하자

발뒤꿈치로 바닥 밟기

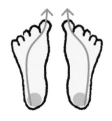

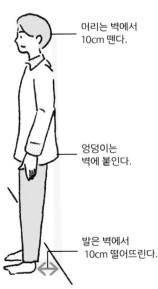

머리는 벽에서
10cm 뗀다.

엉덩이는
벽에 붙인다.

발은 벽에서
10cm 떨어뜨린다.

발뒤꿈치 전체가 바닥에 닿도록 걷는다. 발의 압력은 발바닥 바깥쪽을 지나 엄지발가락으로 빠져나간다.

벽을 등지고 10cm 떨어져 선 다음 발끝을 좌우 약 15도 각도로 연다. 머리는 벽에서 10cm 정도 떨어뜨리고 엉덩이만 벽에 닿게 한다.

발뒤꿈치로 균형 잡기

발뒤꿈치로 몸을 지탱한 채 멈춘다. 이 자세에 익숙해지면 발뒤꿈치부터 부드럽게 바닥에 디디며 걸을 수 있다.

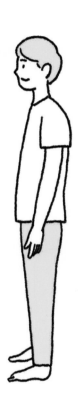

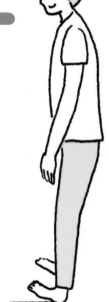

시선은 앞에 두고 발을 골반 너비로 벌린 뒤 양팔의 힘을 빼고 선다.

발끝을 들고 발뒤꿈치 뒷부분뿐만 아니라 뒤꿈치 전체에 체중을 실어 균형을 잡는다.

왜 나이가 들면
쉽게 넘어질까?

나이가 들수록 어딘가에 쉽게 걸려 넘어지거나 고꾸라지고는 합니다. 여기에는 두 가지 원인이 있습니다. 하나는 근력과 유연성의 저하입니다. 하체는 상체보다 빨리 근력이 떨어집니다. 장요근이나 대퇴사두근 같은 넓적다리의 근육이 약해지면 다리를 빠르게 들지 못해 계단에서 발을 헛디디기 쉽고, 발목을 굽히거나 펴는 데 필요한 근육이 쇠하면 발끝을 잘 들어 올리지 못해서 낮은 문턱에도 걸려 넘어지지요. 넘어질 뻔하더라도 근력이 있다면 균형을 잡아 몸을 바로 세울 수 있겠지만, 근력이 없으면 결국 넘어지고 맙니다.

젊은 사람과 나이 든 사람의 걸음 차이

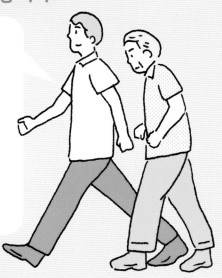

근력과 유연성이 저하되면…

- 시선이 아래로 처진다.
- 머리가 좌우로 흔들린다.
- 고관절의 가동 범위가 좁아진다.
- 팔꿈치가 구부러진다.
- 걷는 속도가 느려진다.
- 발을 디딜 때 발끝이 잘 들리지 않는다.

또 다른 원인은 걷는 방법에 있습니다. 보폭이 넓으면 내디딘 발과 지면이 맞닿는 지점 그리고 무게중심에서 바로 밑으로 선을 그었을 때 지면과 맞닿는 지지점이 멀어져서 걸음이 불안정해집니다. 결국 쉽게 넘어지지요.

그렇다면 넘어질 위험을 되도록 낮추려면 어떻게 해야 할까요?

근육량이 많을수록 장수한다는 사실은 이미 여러 연구에서 밝혀졌습니다. 그러니 걸을 수 있는 근력과 근육의 양을 유지하는 것이 무엇보다 중요합니다.

또한 걷는 방법을 살펴서 보폭이 넓어지지 않도록 주의해야 합니다. 보폭을 좁히면 그만큼 걸음이 안정되니까요. 무게중심 바로 아래에 발이 오도록 무리하지 않는 선에서 보폭을 약간 좁혀서 걸어봅시다.

다리를 드는 데 필요한 근육

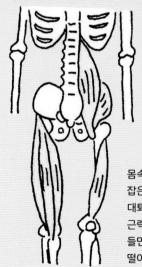

몸속 깊이 자리 잡은 장요근과 대퇴사두근의 근력은 나이가 들면서 크게 떨어진다.

발끝을 드는 데 필요한 근육

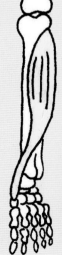

정강이 부분에 있는 전경골근 (앞정강근)은 발끝을 들어 올리는 기능을 가진 근육이다.

PART

3

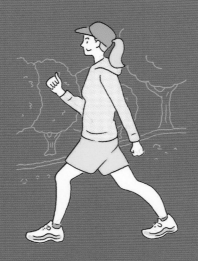

상황별로
알아보는 지치지 않고
편안하게 걷는 법

계단 오르기, 하이힐 신고 걷기, 배낭 메고 걷기 등
상황에 따라 몸을 어떻게 써야 하는지 알면 걸음도 매끄러워진다.
편안하게 걷기 위한 동작의 포인트를 알아보자!

조건과 환경에 맞는 합리적인 동작으로 편안하게 걷자

평탄한 길을 걸을 때, 가파른 언덕길을 걸을 때, 우리는 몸을 다른 방식으로 움직입니다. 평평한 길에서는 상체를 세우고 걸어도 피로를 느끼지 않지만, 언덕길이나 계단을 오를 때는 저절로 몸을 앞으로 구부리게 되지요. 그렇게 걸어야 더 편하기 때문입니다. 편안한 움직임이란 다시 말해 합리적인 동작이라 할 수 있습니다. 이처럼 걷는 환경에 따라 합리적인 동작 또한 달라집니다.

저는 에도시대(1603~1867, 일본 역사에서 쇼군이 일왕 대신 권력을 장악했던 시기) 사람들의 걸음걸이를 연구하면서 그들이 평소 걸을 때, 짐을 들고 걸을 때, 울퉁불퉁한 길을 걸을 때, 장거리 이동을 할 때 등과 같이 조건에 따라 다양한 방식으로 걸었다는 사실을 깨달았습니다. 걷기가 주된 이동 방법이었으니 되도록 편하게 걸을 수 있는 방법을 모색한 결과가 아닐까요. 다시 말해 각기 다른 조건에 따라 몸을 다양한 방법으로 쓸 수 있었다는 뜻이기도 합니다. 그리고 그 가운데 가장 편안한 방법을 골랐겠지요. 현대인의 걸음걸이는 에도시대만큼 다양하지 않다는 점을 생각하면, 좋고 나쁨을 떠나 에도시대 사람들이 신체를 훨씬 더 정교하게 사용했다고 볼 수 있습니다.

이번 장에서는 일상생활의 다양한 장면에 따라 몸에 부담을 주지 않는 '편안한 걷기'와 몸을 피로하게 만드는 '불편한 걷기'를 그림으로 비교하며 살펴봅니다.

계단 오르기, 바퀴 달린 가방 끌며 걷기, 배낭 메고 걷기, 하이힐 신고 걷기 등 아홉 가지 상황별로 걷는 법을 알아봅니다. 물론 어떤 상황이든 굽히며 걷기가 기본이지만, 다음과 같이 걸음이 편안해지는 포인트들을 짚어볼 수 있습니다.

· 바퀴가 달린 가방은 오른손으로 끌면 편하게 걸을 수 있다.
· 3박자에 맞춰 걸으면 지치지 않는다.
· 지팡이는 아픈 다리의 반대쪽 손으로 든다.

어떤 요소가 걸음을 편안하게 만들어주는지 알면 직접 실천해 보는 동기가 되기도 하지요. 이러한 몸의 법칙은 걸을 때뿐만 아니라 운동이나 스포츠를 할 때도 도움이 되는 원리이니 꼭 알아두시기를 바랍니다.

이 장에서는 일상생활의 걷기뿐만 아니라 등산과 달리기에 관한 내용도 다룹니다. 등산과 달리기는 최근 아주 인기가 많은 운동입니다. 특히 중년 이후 건강을 위해 산을 오르기 시작하는 사람이 많은데, 초보자일수록 몸에 무리가 오는 방식으로 등산하기 쉽지요. 평소와 다른 환경에서 움직이는 만큼 등산에 적합한 편안한 걸음걸이를 익혀야 합니다. 그리고 달리기를 즐기다가 무릎이나 허리를 다치는 사람도 적지 않습니다. 하지만 제가 소개하는 방법은 관절에 충격을 적게 주므로 오랜 시간 연습해도 안심할 수 있습니다.

이 책을 통해 몸에 부담을 주지 않는 동작을 배워 더 많은 분들이 계속해서 안전하고 즐겁게 운동할 수 있기를 바랍니다.

계단을 오를 때

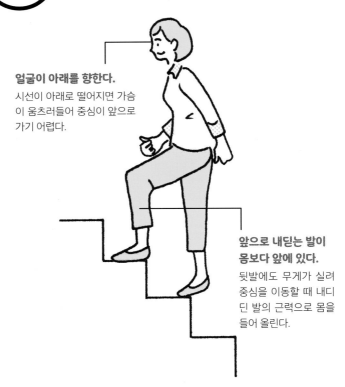

중심이 뒤에 있어서
발로 몸을 들어 올리며 계단을 오른다

얼굴이 아래를 향한다.
시선이 아래로 떨어지면 가슴
이 움츠러들어 중심이 앞으로
가기 어렵다.

**앞으로 내딛는 발이
몸보다 앞에 있다.**
뒷발에도 무게가 실려
중심을 이동할 때 내디
딘 발의 근력으로 몸을
들어 올린다.

계단을 오를 때는 몸의 중심이 어디에 있는지에 주목해야 합니다. 평소 사람의 무게중심은 골
반 언저리에 있습니다. '불편한 걷기'에서는 중심이 항상 뒷발에 남아 있습니다. 계단을 오를 때
내디딘 다리로 몸(중심)을 들어 올릴 수밖에 없으니 근력을 많이 사용해 쉽게 피곤해지지요. '편
안한 걷기' 방식에 따르면 중심은 항상 앞에 있습니다. 몸을 앞으로 기울여 내딛는 발 위에 중심
을 얹으며 오르기 때문입니다. 발은 체중을 지탱해 줄 뿐, 몸을 위로 들어 올릴 필요는 없습니
다. 그러면 몸의 부담을 최소화할 수 있습니다.

편안한 걷기

내딛는 발 위에 상체를 얹는 느낌으로 오른다

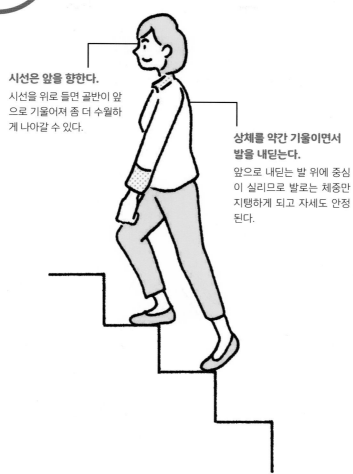

시선은 앞을 향한다.
시선을 위로 들면 골반이 앞으로 기울어져 좀 더 수월하게 나아갈 수 있다.

상체를 약간 기울이면서 발을 내딛는다.
앞으로 내딛는 발 위에 중심이 실리므로 발로는 체중만 지탱하게 되고 자세도 안정된다.

POINT

앞으로 내딛는 발은 체중을 지탱할 뿐 몸을 들어 올리지 않아도 되므로 부담이 줄어든다.

바퀴 달린 가방을 끌며 걸을 때

가방을 왼손으로 끌며 걷는다

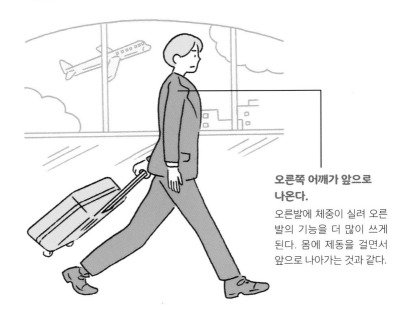

오른쪽 어깨가 앞으로 나온다.
오른발에 체중이 실려 오른발의 기능을 더 많이 쓰게 된다. 몸에 제동을 걸면서 앞으로 나아가는 것과 같다.

캐리어처럼 바퀴가 달린 가방을 끌 때는 어떤 손으로 손잡이를 잡느냐가 중요한 포인트입니다. 결론부터 말하자면 자신이 오른손잡이인지 왼손잡이인지는 관계없이 오른손으로 가방을 끌어야 더 수월하게 앞으로 나아갈 수 있습니다. 왜냐하면 좌우 양발의 기능에 차이가 있기 때문입니다. 왼발(왼쪽 고관절)은 몸을 앞으로 나아가게 하는 기능이 있고 오른발(오른쪽 고관절)은 몸을 정지하게 하는 기능이 있습니다. 무도의 세계에서는 유명한 이야기이지요.

오른손으로 가방을 끌며 걸으면 자연히 왼쪽 어깨와 왼쪽 허리가 앞으로 나옵니다. 왼쪽 고관절에 체중이 오래 실리니 왼발의 기능이 더 강해져 몸을 앞으로 쉽게 움직일 수 있습니다.

편안한 걷기

가방을 오른손으로 끌며 걷는다

왼쪽 어깨가 앞으로 나온다.
왼발에 체중이 실려 발이 바닥에 닿아 있는
시간이 길어진다.

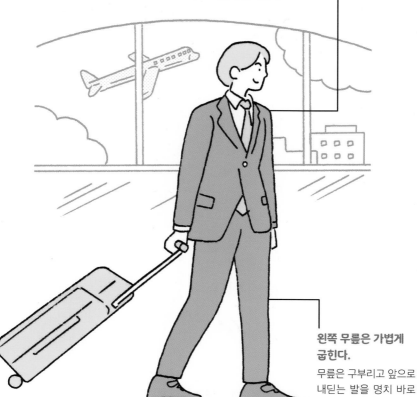

**왼쪽 무릎은 가볍게
굽힌다.**
무릎은 구부리고 앞으로
내딛는 발을 명치 바로
아래에 딛는다. 팔은 자
연스럽게 흔든다.

POINT

걸을 때 왼발이 오래 지면에 닿아 몸을 쉽게 앞으로 옮길 수 있기 때
문에 힘이 적게 든다.

가방을 한쪽 어깨에 메고 걸을 때

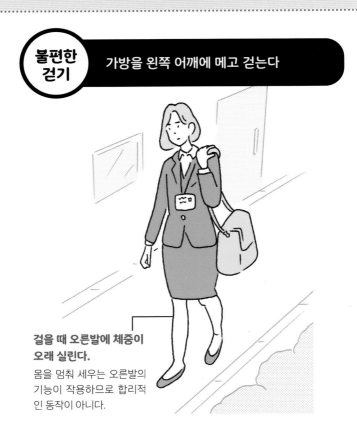

불편한 걷기

가방을 왼쪽 어깨에 메고 걷는다

걸을 때 오른발에 체중이 오래 실린다.
몸을 멈춰 세우는 오른발의 기능이 작용하므로 합리적인 동작이 아니다.

몸이 틀어지지 않도록 가방을 좌우로 번갈아 가며 들어야 한다는 말은 이미 잘 알려진 이야기입니다. 하지만 무게가 가볍다면 편안하게 걷기 위해 가방을 오른쪽 어깨에 메는 것이 정답입니다. 가방을 오른쪽 어깨에 메고 걸으면 왼발로 지면을 오래 밟게 되어서 몸을 앞으로 옮기는 역할을 하는 왼발의 기능이 활발해지기 때문이지요. 앞서 바퀴 달린 가방을 끌며 걷는 법에서 설명한 원리와 동일합니다.

다만 오른쪽 어깨가 처질 정도로 가방이 무거울 때는 왼발의 기능을 제대로 활용할 수 없습니다. 그럴 때는 배낭을 사용하는 것이 가장 좋습니다.

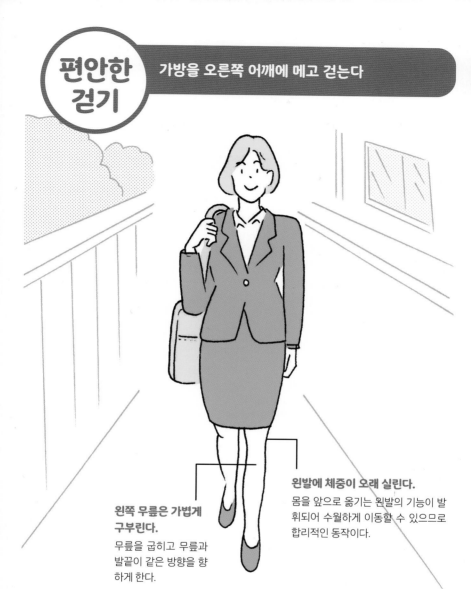

편안한 걷기

가방을 오른쪽 어깨에 메고 걷는다

PART 3

상황별로 알아보는 지치지 않고 편안하게 걷는 법 / 가방을 한쪽 어깨에 메고 걸을 때

왼쪽 무릎은 가볍게 구부린다.
무릎을 굽히고 무릎과 발끝이 같은 방향을 향하게 한다.

왼발에 체중이 오래 실린다.
몸을 앞으로 옮기는 왼발의 기능이 발휘되어 수월하게 이동할 수 있으므로 합리적인 동작이다.

POINT

가벼운 가방을 들 때 적합한 동작이다.
몸을 편하게 앞으로 움직일 수 있어서 쉽게 지치지 않는다.

무게중심을 왼쪽에 두면 움직이기 쉽다

우리 몸은 왼쪽과 오른쪽에 차이가 있고 사람들은 주로 몸 왼쪽, 즉 왼쪽 고관절에 체중을 싣는 경향이 있습니다. 이러한 '왼쪽 중심의 법칙'을 다양한 운동의 동작을 통해 살펴봅시다.

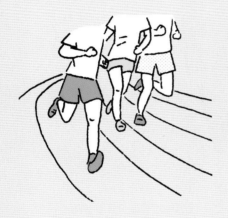

왼쪽으로 돌아야 더 빠르게 뛸 수 있다

육상 경기 트랙이나 야구장의 베이스는 모두 왼쪽 방향으로 돕니다. 주로 왼쪽 고관절에 무게가 실리니 왼쪽으로 돌기가 더 편하기 때문이지요. 이는 오른손잡이인지 왼손잡이인지와는 관계가 없습니다.

수비할 때는 왼발에 무게를 둔다

야구 경기에서 수비 자세를 취할 때는 왼발에 체중을 두어야 좌우 어느 쪽으로든 쉽게 움직일 수 있습니다. 반대로 오른발에는 힘을 주지 않는 편이 좋습니다.

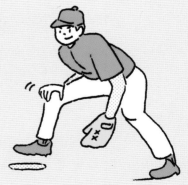

럭비의 백스 라인은 왼쪽이 더 깊다

고등학생을 지도하는 럭비 전문가가 말하기를 백스(Backs, 후방에서 수비 라인을 만들거나 상대 수비 라인을 무너뜨리는 역할-옮긴이) 라인은 오른쪽보다 왼쪽이 더 깊숙하게 만들어진다고 합니다. 우리 몸은 오른쪽보다 왼쪽으로 쉽게 비틀리는 경향이 있지요. 따라서 왼쪽으로 공을 더 깊은 각도로 패스할 수 있으니 무의식중에 왼쪽 라인이 안으로 더 가팔라지는 것이 아닐까 싶습니다. 물론 실력 좋은 프로 선수가 되면 좌우 어느 쪽으로든 동일하게 패스할 수 있겠지요.

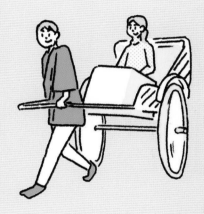

인력거는 몸의 왼쪽 절반을 이용해 끈다

고관절에는 더욱 흥미로운 특성이 있습니다. 왼쪽 고관절에는 힘이 앞쪽 방향으로 강하게 작용하고, 오른쪽 고관절에는 뒤쪽 방향으로 힘이 작용한다는 점입니다. 사실 수레를 끌 때 진행 방향을 정면으로 마주하고 끄는 인력거꾼은 거의 없습니다. 직접 관찰해 본 결과 왼쪽 어깨와 왼쪽 다리, 왼쪽 허리가 앞에 오는 자세로 끄는 사람이 대부분이었지요. 반대 자세로는 수레를 오래 끌 수 없을 테니까요.

자세에 따라 싸우는 방식이 달라진다

좌우 고관절의 각기 다른 특성은 복싱의 경기 전략에서도 엿볼 수 있습니다. 왼발(왼쪽 고관절)이 앞에 오는 오서독스(Orthodox) 자세는 몸을 쉽게 앞으로 움직일 수 있으니 상대방의 품을 파고들어 가까이에서 공격을 퍼붓는 인파이터 스타일에 적합합니다. 반면, 오른발(오른쪽 고관절)이 앞으로 나오는 사우스포(Southpaw) 자세는 상대와 거리를 두고 싸우는 아웃복서 스타일에 적합합니다.

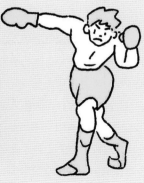

배낭을 메고 걸을 때

불편한 걷기

배낭이 등에서 멀어져
가슴이 움츠러들고 중심이 뒤로 쏠린다

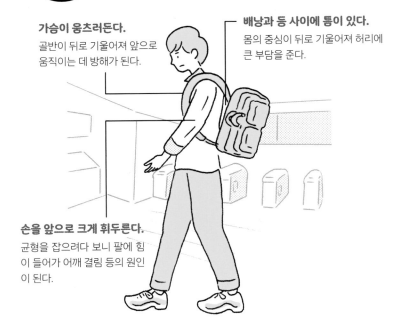

가슴이 움츠러든다.
골반이 뒤로 기울어져 앞으로
움직이는 데 방해가 된다.

배낭과 등 사이에 틈이 있다.
몸의 중심이 뒤로 기울어져 허리에
큰 부담을 준다.

손을 앞으로 크게 휘두른다.
균형을 잡으려다 보니 팔에 힘
이 들어가 어깨 결림 등의 원인
이 된다.

먼저 유의해야 할 부분은 배낭이 몸에 밀착되어야 한다는 점입니다. 몸의 중심과 배낭의 중심이 서로 멀어질수록 배낭이 무겁게 느껴지기 때문입니다. 등과 가방 사이에 틈이 생기는 형태로 배낭을 메면 허리에 큰 부담을 줍니다.

이번에는 자세를 살펴볼까요? 무거운 짐을 짊어지면 균형을 잡으려고 자기도 모르게 등을 구부리게 됩니다. 그러면 가슴이 움츠러들고 골반이 뒤로 기울어지지요. 그뿐만 아니라 몸의 중심이 뒤로 쏠려 다리의 근력으로 몸을 옮기는 방식으로 걷게 되면서 몸에 피로가 쌓입니다.

배낭을 메고 걸을 때는 상체를 앞으로 약간 숙여보세요. 배낭이 무거울 때 혹은 계단이나 언덕을 오를 때 상체를 앞으로 기울이면 편안하게 걸을 수 있습니다.

편안한 걷기

배낭을 등에 밀착하고 몸을 앞으로 조금 기울인 자세로 걷는다

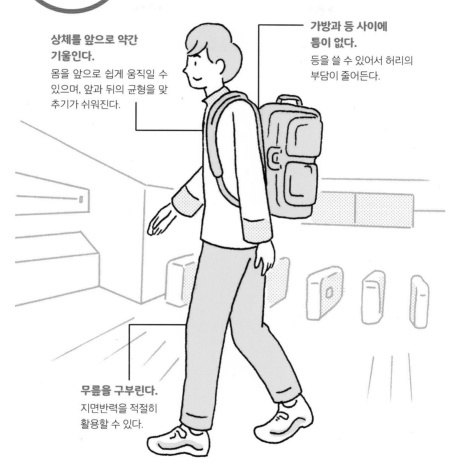

상체를 앞으로 약간 기울인다.
몸을 앞으로 쉽게 움직일 수 있으며, 앞과 뒤의 균형을 맞추기가 쉬워진다.

가방과 등 사이에 틈이 없다.
등을 쓸 수 있어서 허리의 부담이 줄어든다.

무릎을 구부린다.
지면반력을 적절히 활용할 수 있다.

POINT

몸과 가방의 무게중심이 가까워져 자세가 안정되고 허리에 가해지는 부담도 줄어든다.

오래 걸을 때

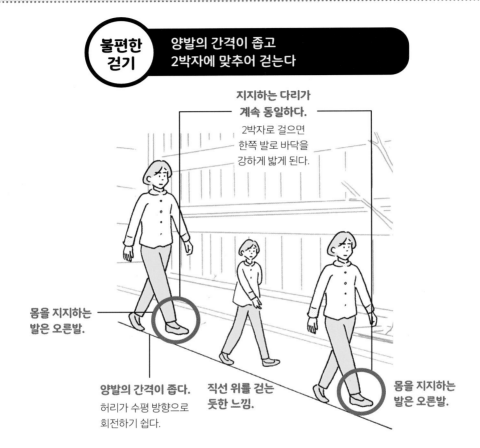

불편한 걷기 양발의 간격이 좁고
2박자에 맞추어 걷는다

**지지하는 다리가
계속 동일하다.**
2박자로 걸으면
한쪽 발로 바닥을
강하게 밟게 된다.

**몸을 지지하는
발은 오른발.**

양발의 간격이 좁다.
허리가 수평 방향으로
회전하기 쉽다.

**직선 위를 걷는
듯한 느낌.**

**몸을 지지하는
발은 오른발.**

하이킹을 하든 길거리를 걷든 오랜 시간 걸을 때는 반드시 걷는 리듬과 두 발의 간격에 유의해야 합니다. 먼저 '리듬'을 살펴볼까요? 사람은 의도하지 않아도 일정한 리듬에 맞춰 걷습니다. 이때 리듬이 '하나, 둘' 2박자이면 쉽게 피로해지고 '하나, 둘, 셋' 3박자이면 덜 지칩니다. '하나'에 바닥을 딛는 다리가 몸을 지지하는데, 2박자에 맞추면 항상 같은 발이 축이 되기 때문에 쉽게 피로가 쌓이지요. 하지만 3박자로 바꾸면 지지하는 다리가 계속 달라져서 발에 가해지는 압력이 분산됩니다. 또한 양발의 간격이 좁으면 허리가 회전해 몸에 부담을 줍니다. 두 발의 간격을 넓혀야 쓸데없는 움직임을 줄일 수 있습니다.

편안한 걷기

양발의 간격을 넓히고 3박자에 맞추어 걷는다

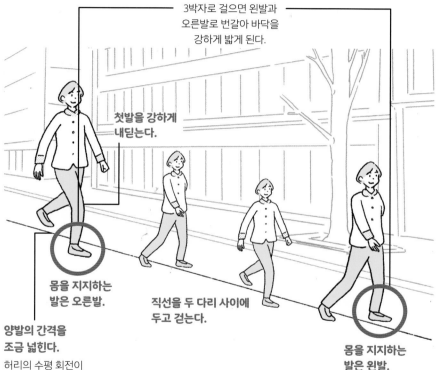

지지하는 다리가
계속 바뀐다.

3박자로 걸으면 왼발과
오른발로 번갈아 바닥을
강하게 밟게 된다.

첫발을 강하게
내딛는다.

몸을 지지하는
발은 오른발.

직선을 두 다리 사이에
두고 걷는다.

몸을 지지하는
발은 왼발.

양발의 간격을
조금 넓힌다.
허리의 수평 회전이
줄어든다.

POINT

**계속 다른 발로 몸을 지지하여 압력이 분산되고 몸을 크게 움직이지
않아 부담이 줄어든다.**

다이어트를 위해 걸을 때

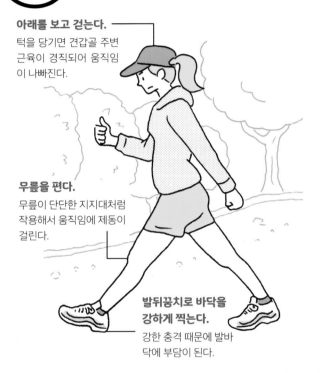

불편한 걷기 발을 내디딜 때 무릎이 펴진다

아래를 보고 걷는다.
턱을 당기면 견갑골 주변 근육이 경직되어 움직임이 나빠진다.

무릎을 편다.
무릎이 단단한 지지대처럼 작용해서 움직임에 제동이 걸린다.

발뒤꿈치로 바닥을 강하게 찍는다.
강한 충격 때문에 발바닥에 부담이 된다.

다이어트를 위해 넓은 보폭으로 많은 에너지를 소비하며 걸을 때는 무릎을 편 채 발을 내딛지 않도록 주의해야 합니다. 무릎을 편 채 발을 디디면 지면에서 오는 힘이 그대로 몸에 전해져서 걸을 때마다 제동을 거는 것과 마찬가지이기 때문입니다. 따라서 무릎이나 허리에 큰 충격을 줍니다. 편안하게 걷기 위한 포인트는 발을 내디딤과 동시에 무릎을 구부리는 동작입니다. 보폭이 넓어지면 자연히 몸의 중심보다 앞에 있는 바닥을 발뒤꿈치로 딛게 되면서 무릎이 펴지지요. 그럴 때는 발을 디딤과 동시에 무릎을 굽혀 앞으로 보내듯이 움직이면 이를 개선할 수 있습니다.

편안한 걷기

무릎을 구부려 앞으로 보내듯이 걷는다

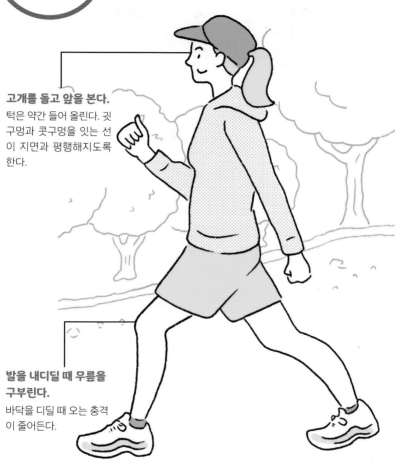

고개를 들고 앞을 본다.
턱은 약간 들어 올린다. 귓구멍과 콧구멍을 잇는 선이 지면과 평행해지도록 한다.

발을 내디딜 때 무릎을 구부린다.
바닥을 디딜 때 오는 충격이 줄어든다.

POINT

무릎을 구부리면 발을 내디딜 때 전해지는 충격이 줄어들어 발목, 무릎, 고관절, 허리의 부담도 적어진다.

하이힐을 신고 걸을 때

불편한 걷기 발끝으로 바닥을 차면서 일자로 걷는다

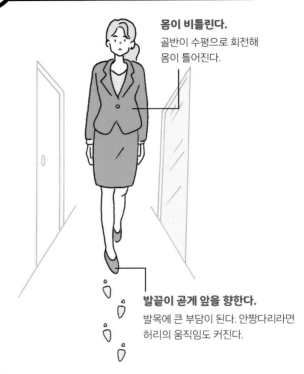

몸이 비틀린다.
골반이 수평으로 회전해
몸이 틀어진다.

발끝이 곧게 앞을 향한다.
발목에 큰 부담이 된다. 안짱다리라면
허리의 움직임도 커진다.

하이힐을 신으면 발끝으로 바닥을 차며 몸을 앞으로 밀어내는 식으로 걷게 됩니다. 그뿐만 아니라 앞으로 내딛는 다리의 무릎이 펴져서 관절에 큰 부하가 걸리지요. 모델처럼 일자로 걸으면 몸이 비틀려 허리에도 좋지 않습니다.

먼저 유의해야 할 부분은 상체의 움직임입니다. 내딛는 다리 위에 상체를 얹는 느낌으로 걸어야 하지요. 가슴에서 다리가 뻗어 나온다는 느낌을 떠올리며 걸으면 쉽습니다. 물론 발끝의 방향과 팔을 흔드는 방식도 중요합니다. 이 두 가지 요소가 달라지면 몸의 틀어짐을 억제해 허리가 받는 압력을 줄일 수 있습니다.

편안한 걷기

발뒤꿈치만 일직선을 그리도록 하고 내딛는 발에 올라타듯이 걷는다

내딛는 발 위에 상체를 얹는다.

앞으로 내딛는 발 위에 상체를 얹는 듯한 동작으로 걸으면 발끝으로 바닥을 차는 느낌이 사라진다.

팔은 V 자로 흔든다.

팔꿈치는 몸 쪽에 붙이고 내려다보았을 때 팔이 V 자가 되도록 흔들면 허리의 움직임이 줄어든다.

발끝은 바깥으로 연다.

발뒤꿈치가 일직선이 되도록 발끝을 바깥으로 열면 허리의 움직임이 줄어든다. 무릎과 발끝의 방향을 맞춘다.

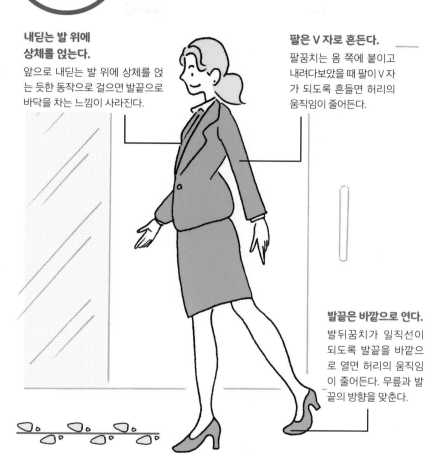

POINT

몸을 비틀지 않아 허리, 고관절, 무릎이 받는 충격을 줄이고 팔을 흔들어 앞으로 나아가는 추진력을 얻는다.

눈길을 걸을 때

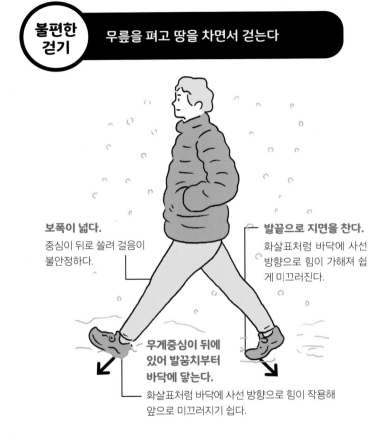

불편한 걷기 무릎을 펴고 땅을 차면서 걷는다

보폭이 넓다.
중심이 뒤로 쏠려 걸음이
불안정하다.

발끝으로 지면을 찬다.
화살표처럼 바닥에 사선
방향으로 힘이 가해져 쉽
게 미끄러진다.

**무게중심이 뒤에
있어 발꿈치부터
바닥에 닿는다.**
화살표처럼 바닥에 사선 방향으로 힘이 작용해
앞으로 미끄러지기 쉽다.

눈길에서 미끄러지지 않으려면 발을 디디는 방법에 주의해야 합니다. 발뒤꿈치만 강하게 바닥
에 딛거나 발끝으로 땅을 차서는 안 됩니다. 지면에 비스듬하게 힘이 가해져 수평 방향(앞쪽으
로)으로 힘이 작용하기 때문에 미끄러져 넘어지기 십상이지요.

눈길에서 편안하게 걸으려면 무릎을 구부리고 발바닥 전체로 바닥을 디뎌야 합니다. 그러면 발
바닥 전체로 체중이 분산되어 몸의 중심이 안정됩니다. 발을 수직으로 디뎠다가 수직으로 들어
올린다는 느낌으로 걸으면 됩니다. 다만 수직으로 바닥을 디뎌도 땅이 얼거나 눈이 쌓이면 노
면에 경사가 생겨 미끄러질 수 있으니 주의하세요.

편안한 걷기

무릎을 구부리고 바닥에 발바닥 전체를 대고 걷는다

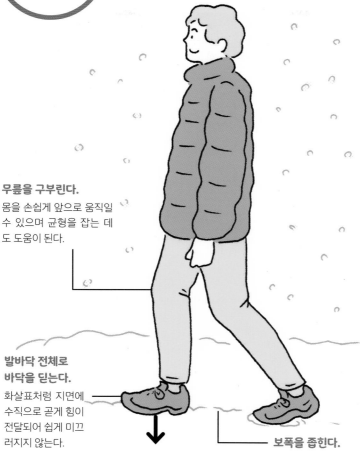

무릎을 구부린다.
몸을 손쉽게 앞으로 움직일 수 있으며 균형을 잡는 데도 도움이 된다.

발바닥 전체로 바닥을 딛는다.
화살표처럼 지면에 수직으로 곧게 힘이 전달되어 쉽게 미끄러지지 않는다.

보폭을 좁힌다.
몸의 중심 바로 아래에 발이 오기 때문에 자세가 안정되어 잘 미끄러지지 않는다.

POINT

발바닥 전체로 체중이 분산되어 걸음이 안정된다.

지팡이를 짚고 걸을 때

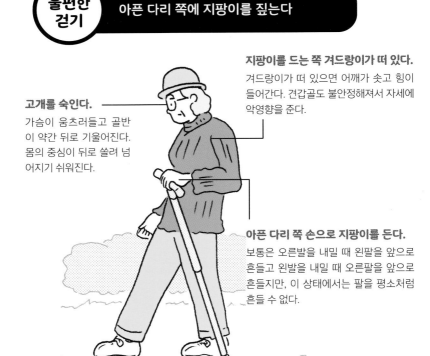

불편한 걷기

아픈 다리 쪽에 지팡이를 짚는다

지팡이를 드는 쪽 겨드랑이가 떠 있다.
겨드랑이가 떠 있으면 어깨가 솟고 힘이
들어간다. 견갑골도 불안정해져서 자세에
악영향을 준다.

고개를 숙인다.
가슴이 움츠러들고 골반
이 약간 뒤로 기울어진다.
몸의 중심이 뒤로 쏠려 넘
어지기 쉬워진다.

아픈 다리 쪽 손으로 지팡이를 든다.
보통은 오른발을 내밀 때 왼팔을 앞으로
흔들고 왼발을 내밀 때 오른팔을 앞으로
흔들지만, 이 상태에서는 팔을 평소처럼
흔들 수 없다.

지팡이의 역할은 걸음을 안정적으로 만들어주는 데 있습니다. 통증이 있는 발과 같은 쪽에 지
팡이를 짚으면 발이 받는 압력을 덜어내기가 어렵습니다. 팔도 흔들 수 없어서 걷는 리듬이 무
너지고 쓸데없는 움직임 탓에 쉽게 피곤해지지요. 편안하게 걸으려면 아픈 다리와 반대되는 쪽
에 지팡이를 짚어야 합니다. 그러면 불편한 다리가 받는 부담이 분산되고 팔도 제대로 흔들 수
있습니다. 한 손으로 무언가를 들면 몸의 중심 이동을 쉽게 파악할 수 있다는 장점도 있습니다.
결과적으로 균형 감각이 좋아져 잘 넘어지지 않게 되지요.

편안한 걷기

아픈 다리의 반대쪽에 지팡이를 짚는다

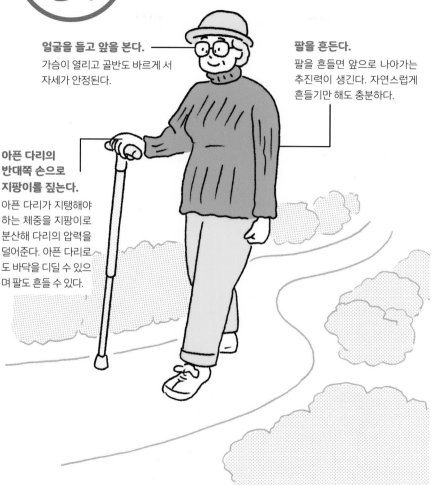

얼굴을 들고 앞을 본다.
가슴이 열리고 골반도 바르게 서
자세가 안정된다.

팔을 흔든다.
팔을 흔들면 앞으로 나아가는
추진력이 생긴다. 자연스럽게
흔들기만 해도 충분하다.

**아픈 다리의
반대쪽 손으로
지팡이를 짚는다.**
아픈 다리가 지탱해야
하는 체중을 지팡이로
분산해 다리의 압력을
덜어준다. 아픈 다리로
도 바닥을 디딜 수 있으
며 팔도 흔들 수 있다.

POINT

다리의 부담이 줄어들고 균형 감각이 좋아져서 잘 넘어지지 않게 된다.

장바구니는 어떻게 들어야 할까?

마트에서 장을 보고 돌아가는데, 짐이 너무 무거워서 손이 아플 때가 있지요. 이럴 때 장바구니 드는 법을 알아두면 도움이 됩니다. 짐을 들 때도 힘이 덜 드는 합리적인 방법이 있습니다.

먼저 물건이 많아서 짐이 무거울 때는 손가락의 뿌리가 되는 관절(아래 그림 참조)로 손잡이를 지탱하며 쥐어야 합니다. 짐을 손가락에 걸어 들려고 하거나 관절이 없어 구부러지지 않는 부분으로 들면 더 힘이 들지요. 여기서 또 하나 중요한 점은 손바닥의 방향입니다. 걸을 때는 손

짐이 무거울 때

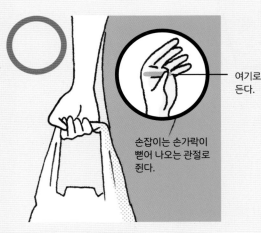

여기로 든다.

손잡이는 손가락이 뻗어 나오는 관절로 쥔다.

손잡이를 단단히 쥐고 손바닥은 앞을 향한다.

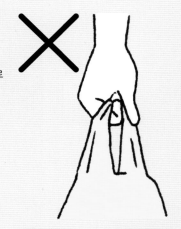

손잡이를 잡고 손바닥을 몸 쪽으로 돌리면 견갑골의 움직임이 제한되어 쉽게 피곤해진다.

바닥을 앞으로 돌려봅시다. 손바닥이 몸을 향할 때보다 좀 더 편하게 짐을 들 수 있습니다. 손바닥을 앞으로 향하면 위팔이 외회전해(바깥쪽으로 돌아감) 겨드랑이가 뜨지 않고 팔이 옆구리에 붙으면서 견갑골이 내려가고 움직임이 안정되기 때문입니다. 짐의 무게를 견갑골로 지탱해 주어서 팔의 부담도 줄어듭니다.

짐이 가벼울 때는 중지와 약지에 손잡이를 걸어 들면 됩니다. 팔을 안이나 바깥으로 회전할 때 중심축이 되는 손가락이 바로 중지와 약지이기 때문이지요. 이 두 손가락으로 짐을 들면 팔을 자유롭게 움직일 수 있습니다. 걷다가 봉투가 흔들리거나 손잡이가 꼬이더라도 유연하게 대처할 수 있어 다른 손가락을 쓸 때보다 손의 부담이 줄어듭니다.

짐이 가벼울 때

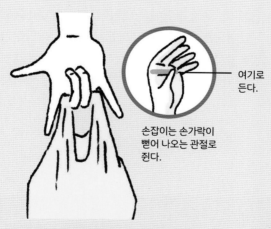

여기로 든다.

손잡이는 손가락이 뻗어 나오는 관절로 쥔다.

중지와 약지에 손잡이를 거는 느낌으로 잡는다.
손바닥에는 짐이 가볍게 닿는다.

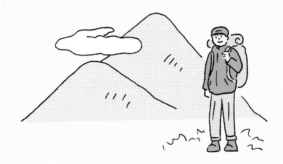

건강을 위해, 운동 부족에서 벗어나기 위해, 다이어트를 위해
남녀노소 많은 사람이 도전하는 등산과 달리기.
몸에 해가 되지 않도록 산을 오르고 달리려면 어떻게 해야 할까?
'편안한 등산'과 '편안한 달리기'의 비결을 알아보자.

몸을 해치지 않고
건강하게 운동하는 방법!

등산과 달리기

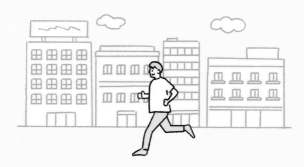

올라갈 때는 철저하게
에너지를 절약하며 걷고
내려갈 때는 근력으로
브레이크를 건다

등산에는 낮은 산 오르기, 당일치기 등산, 종주, 암벽 등반, 겨울철 등산 등 아주 다양한 방식이 있습니다. 산을 오르다 보면 무릎 통증, 근육통, 근육 경련 등 다양한 문제가 일어나기도 합니다.

무릎 통증은 산을 오를 때보다 내려갈 때 더 많이 나타나며 대부분 통증이 서서히 느껴지지요. 여러분도 이런 경험이 있을지도 모릅니다. 저 또한 마찬가지이고요. 5년 전 취미로 등산을 시작했다가 이런저런 문제를 겪으면서 산을 오를 때 어떠한 동작이 적합한지 고민하기 시작했습니다.

등산은 평소 걸을 때보다 관절과 근육의 부담이 크기 때문에 부상이나 사고 없이 안전하게 걷는 것이 무엇보다 중요합니다.

'근력에만 기대지 않고 중력과 지면반력을 이용하려면 어떻게 해야 하는가'라는 점에서는 산에서 걷는 방법 또한 지금까지 설명한 걷기와 다르지 않습니다. 동작으로 살펴보자면 뻗기, 차기, 비틀기 같은 동작이 들어가지 않는 걷기가 기본이라 할 수 있지요.

등산할 때 발생하는 문제들의 특징

· 무릎 통증, 근육통, 근육 경련.
· 무릎 통증이 서서히 나타난다.
· 주로 산을 내려갈 때 많이 나타난다.

등산할 때는 넓적다리 앞에 있는 대퇴사두근이라는 근육이 중요한 역할을 합니다. 오르막에서는 몸을 위로 끌어 올릴 때 쓰이며, 내리막에서는 아래쪽으로 가속도가 붙어 속도가 너무 빨라지지 않도록 억제해 줍니다. 특히 산을 내려갈 때 이 근육으로 단단히 브레이크를 걸어야 하는데, 오를 때 근육을 지나치게 많이 사용하면 하산할 때 근육을 제대로 쓸수 없습니다. 산을 내려갈 때는 이미 다리가 후들후들 떨리는 상태가 되는 것이지요. 다리가 휘청거려 넘어지거나 발을 헛디디기도 합니다. 하산 시에 이런 사고가 많이 발생한다는 말도 이해가 되지요. 산은 올라가기보다 내려가기가 더 어렵다고 말하는 데는 이런 이유가 있습니다. 따라서 올라갈 때는 대퇴사두근에 최대한 부담을 주지 않는 방식이 이상적입니다.

등산할 때는 평소 길을 걸을 때와는 달리 산을 오르내릴 때 필요한 체간과 하체의 근력, 계속해서 위로 올라갈 수 있는 심폐 지구력, 불안정한 길에서 자세를 유지하는 균형 감각 등 다양한 체력이 필요합니다. 체력은 나이가 들면서 점차 저하되므로 안전하게 산을 오르려면 등산에 앞서 몸을 단련해야 합니다.

▓ 산을 오르내릴 때 알아두어야 할 포인트 ▓

· 머리가 흔들거리지 않도록 위로 곧게 세워 안정적인 상태를 만든다.

· 산을 오르거나 내려갈 때 발목으로 지면을 차지 않는다.

· 팔을 적절히 흔들어 몸과 골반의 비틀림을 막는다.

· 산을 오르내릴 때 무릎을 펴지 않는다.

산을 오를 때

불편한 걷기   상체를 세우고 넓은 보폭으로 걷는다

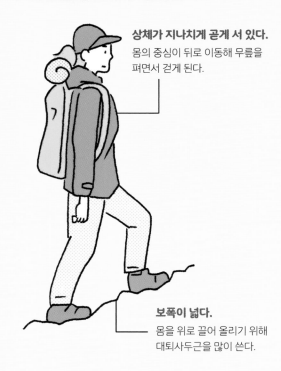

상체가 지나치게 곧게 서 있다.
몸의 중심이 뒤로 이동해 무릎을
펴면서 걷게 된다.

보폭이 넓다.
몸을 위로 끌어 올리기 위해
대퇴사두근을 많이 쓴다.

산을 오를 때는 중력과 반대로 몸을 비스듬히 위로 끌어 올리며 걷기 때문에 근력을 많이 사용
합니다. 따라서 어떻게 근력을 아끼느냐가 열쇠이지요.

핵심은 보폭과 상체의 자세입니다. 등산을 하다 보면 보폭을 넓혀 성큼성큼 올라가는 사람을
종종 볼 수 있지만, 대퇴사두근을 혹사하게 되니 그런 방식은 피하는 편이 좋습니다. 보폭을 좁
히고 무릎을 살짝 들어 올리며 앞으로 나아가는 것이 기본입니다. 보폭이 좁으면 걸음의 높낮
이가 크지 않아 근력을 아낄 수 있지요. 양발의 간격은 조금 넓게 하고 발을 사뿐히 내디디면 됩
니다. 또한 상체를 너무 세우면 몸의 중심이 뒤로 쏠리니 주의해야 합니다.

편안한 걷기

몸을 앞으로 기울이고 좁은 보폭으로 걷는다

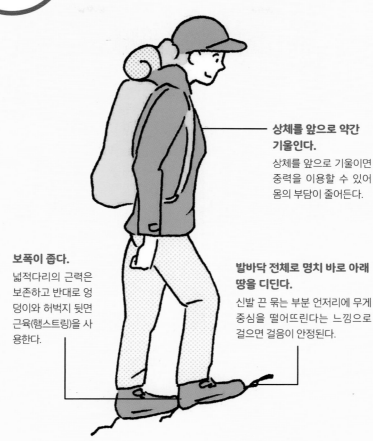

상체를 앞으로 약간 기울인다.
상체를 앞으로 기울이면 중력을 이용할 수 있어 몸의 부담이 줄어든다.

보폭이 좁다.
넓적다리의 근력은 보존하고 반대로 엉덩이와 허벅지 뒷면 근육(햄스트링)을 사용한다.

발바닥 전체로 명치 바로 아래 땅을 디딘다.
신발 끈 묶는 부분 언저리에 무게중심을 떨어뜨린다는 느낌으로 걸으면 걸음이 안정된다.

POINT

상체를 앞으로 기울여 중력을 이용함으로써 대퇴사두근의 근력을 보존한다.

산을 내려갈 때

불편한 걷기

보폭이 커서 몸이 휘청거리고 걸음이 불안정하다

상체가 곧게 서 있다.
중심이 발뒤꿈치보다 뒤로 치우치기 쉽다.

보폭이 넓다.
지나치게 속도가 붙어서 발에 큰 부담이 된다.

산을 내려갈 때는 중력을 타고 아래로 이동하기만 하면 됩니다. 다만 일정한 속도로 내려갈 수 있도록 넓적다리 앞에 있는 근육으로 제동을 걸어야 하지요. 산을 올라갈 때는 넓적다리 근육이 짧아지며 힘을 발휘하지만, 내려갈 때는 근육이 팽팽하게 늘어나면서 힘을 발휘합니다. 후자일 때 더 많은 에너지를 소비하므로 금방 피로해지지요. 그리고 발이 지면에 닿을 때 전해지는 충격(지면반력)도 산을 오를 때보다 더 커집니다.

하산할 때도 등산할 때와 마찬가지로 보폭을 좁혀 천천히 걷는 것이 중요합니다. 걸음의 높낮이가 작으면 에너지도 적게 들고 흡수해야 할 충격도 줄어듭니다.

편안한 걷기

상체를 앞으로 살짝 기울이고 좁은 보폭으로 걷는다

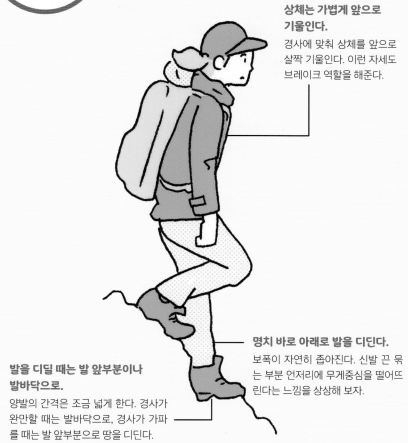

상체는 가볍게 앞으로 기울인다.
경사에 맞춰 상체를 앞으로 살짝 기울인다. 이런 자세도 브레이크 역할을 해준다.

명치 바로 아래로 발을 디딘다.
보폭이 자연히 좁아진다. 신발 끈 묶는 부분 언저리에 무게중심을 떨어뜨린다는 느낌을 상상해 보자.

발을 디딜 때는 발 앞부분이나 발바닥으로.
양발의 간격은 조금 넓게 한다. 경사가 완만할 때는 발바닥으로, 경사가 가파를 때는 발 앞부분으로 땅을 디딘다.

POINT

양발의 간격은 넓히고 보폭은 좁혀서 근력을 아끼고 충격을 줄인다.

등산의 동작학

높낮이 차가 클 때는 무릎이 틀어지지 않도록 주의하자

평소 길을 걸을 때와 마찬가지로 등산할 때도 무릎이 안으로 들어가면 무릎과 고관절에 큰 부담이 됩니다. 특히 한쪽만 경사가 가팔라 높낮이 차이가 큰 산길에서는 무릎이 안으로 들어가기 쉽습니다. 이럴 때는 발끝과 무릎의 방향이 같아지도록 유의해야 합니다. 등산은 부하가 큰 운동이기 때문에 체력이 떨어질수록 평소 걷는 버릇이 더 뚜렷하게 나타납니다. 등산할 때 무릎이 안으로 들어가는 사람은 일상생활에서 걷는 방법을 먼저 개선하는 편이 좋습니다.

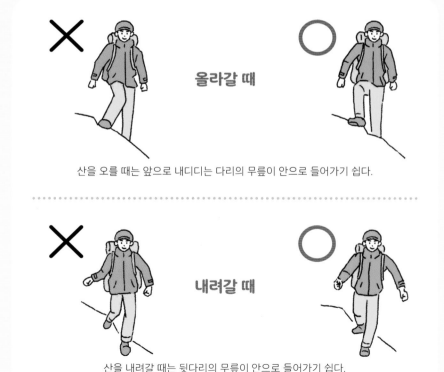

올라갈 때

산을 오를 때는 앞으로 내디디는 다리의 무릎이 안으로 들어가기 쉽다.

내려갈 때

산을 내려갈 때는 뒷다리의 무릎이 안으로 들어가기 쉽다.

산을 오르내릴 때 어떤 근육이 중요한 역할을 하는지 알아두자

산을 올라갈 때와 내려올 때 걷는 방법이 다르듯이 주로 사용하는 근육도 다릅니다. 먼저 장요근은 오르막과 내리막 어느 곳에서든 자주 쓰입니다. 상체와 하체를 잇는 코어 근육이며 넓적다리를 위로 끌어 올릴 때 사용하지요. 등산은 다리를 들어 올리는 동작이 반복되는 운동이기 때문에 장요근에 피로가 쌓이기 쉽습니다. 산을 오르다가 고관절에 통증이 생기는 것도 이 근육과 관계가 있지요. 산을 오르내릴 때는 아래 그림처럼 상황에 따라 각기 다른 근육이 중요한 역할을 합니다. 어떤 근육이 주로 쓰이는지 알아두면 등산하기에 앞서 몸을 단련하는 데도 도움이 됩니다.

**올라갈 때도
내려갈 때도 쓰는
장요근**

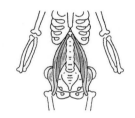

**산을 올라갈 때
주로 쓰는 근육**

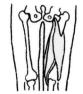

햄스트링(넙다리뒤근육)   전경골근(앞정강근)

**산을 내려갈 때
주로 쓰는 근육**

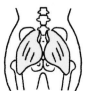 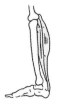

대둔근(큰볼기근)   대퇴사두근(넙다리네갈래근)   종아리 근육

등산이 더 편안해지는
걷기의 기술

걷는 속도도 중요하다! 쉽게 지치지 않는 적절한 속도로 걷자

산을 오를 때는 내려갈 때보다 더 많은 에너지를 소비하므로 에너지 고갈에 주의해야 합니다. 여기서 중요한 점이 바로 운동의 강도입니다. 올라갈 때는 일정한 속도로 '조금 힘들다'는 느낌이 들도록 걸어야 합니다. 체내에 축적되어 있는 지방을 먼저 사용하기 위해서이지요. 자세한 내용은 아래 표를 참고해 주세요. 그리고 내려갈 때는 속도가 지나치게 느려도 제동이 많이 걸려 몸에 부담을 주니 리드미컬하게 걷는 편이 좋습니다.

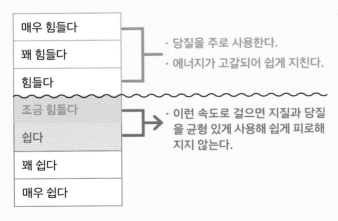

| 매우 힘들다 |
| 꽤 힘들다 |
| 힘들다 |

· 당질을 주로 사용한다.
· 에너지가 고갈되어 쉽게 지친다.

| 조금 힘들다 |
| 쉽다 |

· 이런 속도로 걸으면 지질과 당질을 균형 있게 사용해 쉽게 피로해지지 않는다.

| 꽤 쉽다 |
| 매우 쉽다 |

팔짱을 끼면 산을 오를 때 도움이 된다

등산을 하다 보면 두 팔로 몸 앞에 팔짱을 끼고 산을 오르는 사람을 종종 볼 수 있습니다. 팔의 무게는 4kg가량 됩니다. 따라서 팔짱을 끼고 산을 오르면 몸 앞에 무게가 실려 앞으로 나아가는 데 도움이 됩니다.

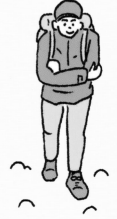

균형 잡힌 가방 꾸리기의 기초

등산용 배낭에는 끈이나 벨트가 많이 달려 있는데, 이는 모두 편안하게 산을 오르기 위해 필요한 물건입니다. 이런 요소를 올바르게 활용해서 배낭을 안정적으로 꾸리고 무게를 분산시킬 수 있지요. 균형을 잘 맞추지 못하면 다리를 움직이는 데 방해가 되어 몸에 많은 부담을 줍니다. 산을 오르다 보면 가방끈이 느슨해지거나 위치가 어긋나기도 하니 중간에 몇 번 정리를 해주는 편이 좋습니다. 배낭은 자신의 체형에 딱 맞는 것을 골라야 하고요.

짐을 균형 있게 꾸리면 허리와 어깨에 무게가 실리며, 몸이 쉽게 피로해지지 않습니다.

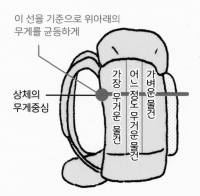

상체 무게중심의 높이, 즉 명치보다 조금 위를 중심으로 상하좌우의 무게를 되도록 고르게 만든다.

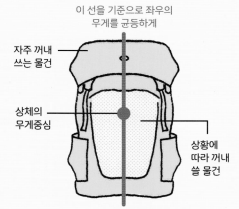

좌우의 무게는 가능한 한 고르게 한다.

스틱은 보조하는 용도로 사용한다

동작학의 관점에서 등산 스틱은 몸의 균형을 유지하는 데 도움이 됩니다. 스틱을 사용하면 중심을 쉽게 제어할 수 있기 때문이지요. 다만 스틱에 체중을 몽땅 싣지 말고 균형을 잡을 수 있게 보조하는 용도로 사용해 보세요. 팔꿈치가 아래로 향하도록 스틱을 쥐면 가슴이 활짝 열려 앞으로 수월하게 움직일 수 있습니다.

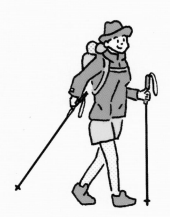

건강에 도움이 되는
'굽히며 달리기'로 오래오래
즐겁게 달리자

달리기의 매력은 시간과 장소에 구애되지 않고 간편하게 즐길 수 있다는 점이지요. 최근 정말 많은 사람이 다이어트, 체력 증진, 스트레스 해소를 위해 달리기를 합니다. 그런데 일반인 중에도 과도한 연습으로 부상을 입는 사람이 제법 많습니다. 나이가 그리 많지 않을 때는 어떤 식으로 달리든 근력으로 버틸 수 있지만, 오래오래 즐겁게 달리려면 합리적인 방법을 택해야 합니다.

제가 소개하는 달리기는 기본적으로 걷는 방법과 동일합니다. 앞서 설명했듯이 근력에 의지하지 않고 중력과 지면반력을 이용해 달리는 방법이지요. 동작에서 특히 주목해야 할 부분은 뻗지 않기, 차지 않기, 비틀지 않기입니다. 가슴을 펴고 무릎을 앞으로 보내면서 중심을 이동하는 달리기이지요. 달릴 때는 걸을 때보다 보폭이 넓어지니 보통은 골반의 수평 회전도 커집니다. 하지만 제가 소개하는 방식에서는 무릎을 굽힘으로써 고관절이 외회전하고 내딛는 다리와 같은 쪽 허리가 앞으로 나가기 때문에 몸을 비틀지 않게 됩니다.

지금까지 이 방법을 배운 학생들은 다음과 같이 다양한 효과를 거두었습니다.

"지치지 않고 오래 달릴 수 있어요."
"연습할 때 부상을 입지 않게 되었어요."
"마라톤 풀코스 기록을 30분이나 단축했어요."

이제 편안한 달리기를 위한 동작의 포인트들을 알아보고자 합니다. 먼저 어떤 느낌인지 파악한 뒤 구체적인 방법을 배워봅시다.

몸에 부담을 주는 달리기

허리를 밀어내는 듯한 자세로 달린다.

바닥을 차며 달린다.

상체를 곧게 세우고 달린다.

깡충깡충 뛰어오르듯이 달린다.

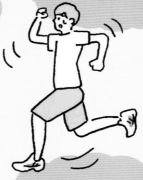

턱이나 어깨가 위로 올라간다.

허리를 비틀며 달린다 (일자로 달린다).

팔을 크게 흔든다(팔이 몸보다 앞으로 나온다).

손바닥을 뒤로 향한 채 달린다.

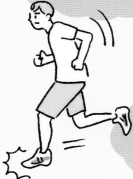

앞으로 나가려는 마음에 등이 구부정해진다.

편안한 달리기

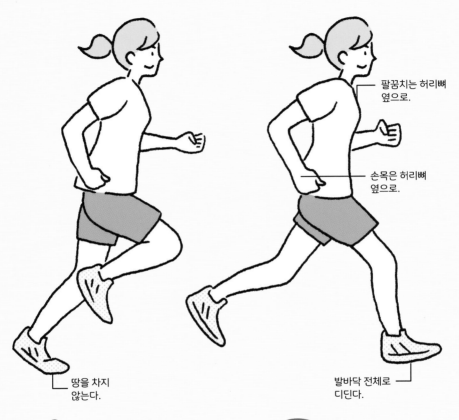

팔꿈치는 허리뼈 옆으로.

손목은 허리뼈 옆으로.

땅을 차지 않는다.

발바닥 전체로 디딘다.

1

왼발의 중심을 발끝으로 이동시키면서 오른발을 앞으로 내민다. 뒷발로는 바닥을 차지 않도록 주의한다. 위에서 머리를 실로 잡아당긴다는 느낌을 떠올리며 고개를 들고 앞을 본다.

2

오른발을 바로 앞으로 내밀고 발바닥이 수평인 상태로 바닥을 디딘다. 팔은 앞으로 내밀었을 때 팔꿈치가 허리뼈 옆에 오도록 하고 팔을 당겼을 때는 손목이 허리뼈 언저리에 오도록 흔든다.

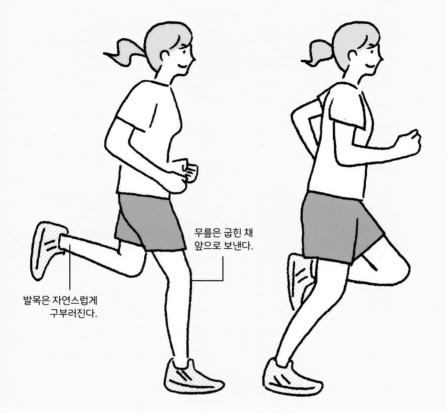

무릎은 굽힌 채
앞으로 보낸다.

발목은 자연스럽게
구부러진다.

3

오른쪽 무릎은 굽힌 채 앞으로 보낸다.
뒷발로 땅을 차지 않았기 때문에 발목은
자연스럽게 구부러져 있다. 어깨가 위로
솟지 않도록 주의한다.

4

오른발에 중심을 두고 상체를 앞으로 보
낸다. 바닥을 차지 않으므로 몸이 오른발
을 중심으로 메트로놈의 바늘처럼 움직
인다.

달리는 방법 배우기

앞 페이지에서 달리는 과정을 살펴보았습니다. 편안한 달리기가 어떤 느낌인지 알았다면 이번에는 방법을 몸에 익히기 위해 직접 달려볼 차례입니다.

먼저 자세를 잡아봅시다. 달리기의 준비 자세는 걸을 때의 준비 자세와 같습니다(P.24). 가슴을 쭉 펴고 골반을 앞으로 기울여 전진하기 쉬운 자세로 섭니다. 2번에서는 리드미컬하게 제자리걷기를 하면서 발바닥이 수평인 상태로 바닥에 닿는 느낌을 익혀봅니다.

'굽히며 달리기'는 땅을 차지 않는 달리기이기도 합니다. 3번에서는 첫발을 내디딜 때 바닥을 차지 않는 방법을 연습합니다. 첫발을 내디딜 때 땅을 차면 그다음에도 계속 바닥을 차게

1 자세를 취한다

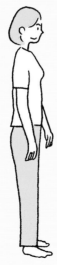

양발을 골반 너비로 벌리고 발끝과 무릎을 바깥쪽으로 약간 돌린 뒤 무릎을 조금 굽히고 선다. 시선은 앞이나 약간 위를 향한다. 어깨는 중립 상태로 둔다.

2 제자리걸음을 한다

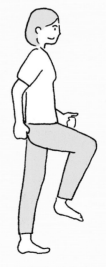

그 자리에서 제자리걸음을 한다. 발바닥 전체로 바닥을 딛고 다시 발바닥 전체가 동시에 땅에서 떨어지는 느낌으로 걸어본다. 이때 발바닥을 지면에 세게 부딪치지 않도록 주의한다.

되니 주의해야 하지요. 앞으로 쓰러지듯이 달려 나가는 연습으로, 몸이 앞으로 넘어간다는 것은 뒷발로 바닥을 차지 않는다는 뜻입니다. 이 점을 단단히 명심하며 연습해 봅시다. 그다음으로는 보폭을 발 하나 크기 정도로 아주 좁게 만들어 골반의 수평 회전을 억제합니다. 좁은 보폭에 익숙해지면 발뒤꿈치에서 발바닥 가장자리를 지나 압력이 빠져나가는 감각을 느끼며 달리다가 속도를 서서히 올려보세요. 보폭이 넓어지면 바닥을 차게 되니 발 하나 크기의 보폭을 상상하며 달립니다.

팔을 흔들 때 주의해야 할 점은 팔꿈치의 위치입니다. 팔꿈치가 허리보다 뒤에 오도록 유지한 채 팔을 흔들어야 하지요. 견갑골 주변의 힘을 빼는 것도 중요합니다. 얼굴 근육이 느슨해지면 견갑골 주변의 근육도 이완되니 웃는 얼굴로 달리는 것도 좋은 방법입니다.

3 앞으로 첫발을 내딛는 느낌을 몸에 익힌다

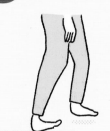

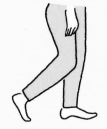

앞으로 쓰러지듯이 첫발을 내디딘다. 이때 중심이 조금이라도 위로 올라가는 느낌이 든다면 발로 바닥을 차고 있다는 뜻이다. 중심이 비스듬히 앞쪽으로 미끄러져 내리는 느낌으로 발을 내디딘다.

4 발 하나 크기의 보폭으로 달린다

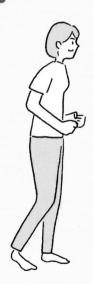

보폭이 발 하나 크기라는 것은 옆에서 보았을 때 이미 바닥에 닿아 있는 발의 발끝 위치에 앞으로 내딛은 발의 뒤꿈치가 닿는 넓이를 뜻한다. 좌우 두 발을 바로 앞에 내디디며 천천히 달린다.

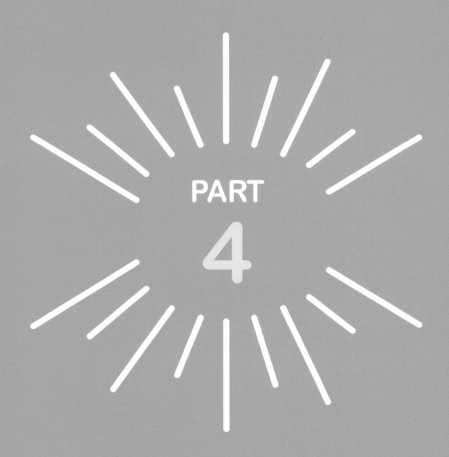

PART

4

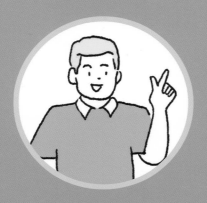

걸음걸이가
달라진 사람들의
체험담

굽히며 걷기로 걸음걸이를 고친 사람들의 이야기를 들어보자.
지긋지긋한 통증이 사라졌을 뿐만 아니라 운동 능력 또한 몰라보게 달라졌다!

"요추 전방전위증 때문에 심했던 통증이 반년 만에 좋아졌어요. 이제 넘어지지 않고 언덕길도 편하게 오를 수 있습니다."

– 스미다 에이치로(66세)

정년퇴직 이후 점점 허리가 아프기 시작하더니 머지않아 화장실에서 쪼그려 앉을 수 없을 정도로 악화되었어요. 그러던 어느 날 감기 때문에 재채기를 하다가 허리에 극심한 통증이 느껴지더니 결국 걷지 못하는 상태까지…… 의사는 위 척추뼈가 아래 뼈보다 앞으로 밀려나는 요추 전방전위증이라고 진단했습니다. 의사의 말을 들으면서 내 몸이 정말 쇠해가고 있음을 뼈저리게 느꼈고, 이대로는 안 되겠다는 생각에 몸을 관리해야겠다고 결심했죠.

그렇게 재활 치료를 막 시작했을 때 기데라 선생님의 걷기 수업을 처음으로 접했습니다. 몸에 부담을 주지 않도록 움직이려면 어떻게 해야 하는지 이론적으로 배운 뒤부터 자세가 곧 건강을 만든다는 생각으로 늘 자세를 신경 쓰기 시작했습니다.

그러자 반년 만에 요통이 더 이상 신경 쓰이지 않을 만큼 나아져서 몸이 훨씬 편해졌습니다. 어딘가에 걸려 넘어지지 않고 걸을 수 있게 되기까지는 1년 반 정도가 걸렸지만, 언덕을 무리 없이 오를 수 있게 된 데다 전철이나 버스 안에서 균형을 잡기가 수월해지고 심지어는 손잡이를 잡지 않고도 설 수 있게 되었어요. 지금은 산림을 관리하는 일을 하고 있는데, 경사진 땅을 오르내리거나 비탈에서 평지로 가볍게 뛰어내리는 동작들까지 모두 즐거워졌습니다. 걷는 법이 달라지면 모든 동작이 달라지기 마련이니까요.

전문가 한마디

스미다 씨를 처음 만났을 때는 보행이 어려운 상태였기 때문에 고관절을 여는 스트레칭 등을 알려주고 매일 실천하도록 했습니다. 열심히 노력한 결과, 효과가 나타나 다시 걸을 수 있게 되어 정말 다행입니다.

젊을 때는 특별히 의식하지 않아도 몸이 자연히 움직이지만, 나이가 들고 나서도 젊을 때와 똑같이 움직이면 몸에 부담을 주어서 결국 여기저기에 문제가 나타납니다. 선생님께 걷는 법을 배우면서 내 나이에 맞는 방식으로 운동을 계속하는 일이 얼마나 중요한지 깨달았어요. 걷기뿐만 아니라 종합적인 운동 능력 또한 높아지죠.

요통을 극복하고 다시 걸을 수 있게 된 뒤로 어려워했던 유산소 운동도 시도해 보기로 결심했고 긍정적인 마음으로 다양한 일에 도전하고 있어요. 멋 부리는 데도 관심이 생겨서 양복이나 전통 의상 등 마음에 드는 옷을 입고 외출하며 하루하루를 활동적으로 보내고 있습니다.

"걸음걸이를 바꾸니 무릎 통증이 줄어들었어요. 지금은 취미인 합기도를 마음껏 즐기고 있답니다."

- 기다 미호(가명, 61세), 요양보호사

취미로 합기도를 하는데 무릎 통증이 점점 자주 나타나더니 연습에도 지장이 생기기 시작했어요. 몸을 잘못 써서 무릎이 아프고 몸에 문제가 생기는 걸지도 모른다는 생각에 인터넷에서 원인을 찾다가 우연히 기데라 선생님의 수업을 접했습니다. 무릎 통증은 고관절의 잘못된 움직임이 원인이라는 사실을 깨달았지요.

무예나 스포츠의 동작을 고치려면 걷는 법을 바꿔야 한다는 말을 듣고 걸음걸이를 바꿔보기로 결심했습니다. 선생님이 알려주신 무릎을 굽히며 걷는 방식에 익숙해지자 고관절의 외회전이 훨씬 수월해졌어요. 그랬더니 무릎 통증도 서서히 줄어들었죠. 걷기가 운동의 수행 능력과 직결된다는 사실을 실감했습니다.

전문가 한마디

무릎이 아프다는 말에 걸음걸이를 살펴보니 무릎이 안으로 들어가는 상태였습니다. 무릎과 발끝의 방향이 같아지도록 지도했고 그 결과 통증이 개선되었지요. 기다 씨는 걷는 방식을 합기도에 적용하겠다는 일념으로 지금도 열심히 걷기 수업에 참가하고 있습니다.

세 번째
이야기

"걷는 법을 바로잡아 무지외반증을 치료하고 무릎과 허리의 통증도 개선했습니다."

- 오다 교스케(37세), 정체사

무지외반증으로 고민하는 환자가 많아 지금껏 정체(整體, 지압이나 안마 등으로 몸의 상태를 바로잡는 것-옮긴이)와 걸음걸이 교정으로 치료를 해왔습니다. 걷기에 대해 더 깊이 알고 싶어 공부하다가 기데라 선생님이 제안하는 걷기를 처음 알게 되었어요. 환자를 치료할 때 선생님의 방식을 활용해 보았더니 어떤 환자는 무지외반증으로 인한 통증뿐만 아니라 구부러졌던 엄지발가락의 각도까지 개선되어 좋아하는 신발을 신을 수 있게 되었죠. 무릎과 허리의 통증이 좋아진 환자도 많고요.

저도 요통 때문에 20분만 걸어도 허리가 아파서 더 걷기가 힘들 정도였는데, 걷는 법을 바꾼 뒤로는 요통이 사라졌습니다. 반려견과 두 시간 연달아 산책도 할 수 있게 되어서 걷는 방식이 얼마나 중요한지 절실히 느꼈습니다.

 전문가 한마디

실제로 환자를 치료하는 전문가가 관심을 가지리라고는 생각지 못했습니다. 걸음걸이를 바꾸면 통증이 줄어들 뿐만 아니라 뼈의 각도도 되돌릴 수 있다고 하지요. 제가 제안한 걷기가 환자를 치료하는 데 도움이 되었다니 정말 기쁩니다.

"경기에서 고관절을 크게 다쳤지만 걸음걸이를 고치고 수술 없이 현역 선수로 복귀했습니다!"

- 다와라 유이치로(51세), 경륜 선수

경륜 선수가 된 지 30년째 되던 해, 경기 도중 자전거와 함께 넘어지면서 고관절을 크게 다쳐 심한 손상을 입었습니다. 의사는 수술을 권했지만, 저는 몸에 메스를 대는 것이 선수 생활에 마이너스가 된다고 판단했어요. 그렇지만 어찌해야 할지 몰라 눈앞이 캄캄한 상태였죠. 바로 그때 기데라 선생님을 만났습니다.

선생님은 걷기를 비롯해 다양한 동작을 바로잡기 위한 수업을 열고 있습니다. 저는 수술을 하지 않고 현역 생활을 계속하고 싶다는 일념 하나로 그 수업에 참가했죠. 수업에서는 몸의 부담을 줄여주는 걷기와 매끄럽고 부드럽게 움직이기 위한 체조 등을 배웠습니다.
그중 가장 먼저 배운 내용은 자기 자신의 몸 상태를 제대로 파악하는 것이었어요. 몸 어딘가에 탈이 나거나 체력이 떨어져서 몸을 제대로 쓸 수 없게 되었음에도 그런 상태를 스스로 깨닫지 못했던 셈이죠. 그래서 상태가 좋지 않을 때도 몸을 억지로 움직이고 있었는지도 모릅니다. 선생님이 제안하는 걷기의 기본을 배우며 몸을 해치지 않는 움직임이 어떤 것인지 알게 되었습니다. 그리고 컨디션을 조절하고 최상의 상태를 유지하는 방법도 깨달았습니다.

그 결과 고관절을 수술하지 않고도 현역 선수로 계속 활동하게 되었고 지금도 전국에서 열리는 경기에 출전하고 있습니다. 그뿐만 아니라 동작을 바로잡아 수술 없이 부상을 극복한다와라 선수가 수술 문제로 고민하고 있을 때 그를 처음 만났습니다. 걸을 때 엄지발가락에 체중이 지나치게 쏠리는 모습을 보고 무릎이 좋지 않다는 사실을 한눈에 알아보았지요. 발 바깥쪽에 체중을 싣는 훈련을 하면서 걷는 법을 개선했습니다. 수술을 피할 수 있게 되리라고는 생각지 못했지만 정말 놀랍고도 다행스러운 일입니다.

경험을 살려서 컨디션 악화로 고민하는 선수들에게 앞으로 무언가 조언을 해줄 수 있으리라는 자신감도 생겼고요. 평소 취미로 가족과 함께 마라톤을 즐길 때는 선생님께 배운 걷기를 달리는 방식에 적용하고 가족에게 조언을 해주기도 합니다. 앞으로는 제가 배운 내용으로 더 많은 사람들에게 도움을 주고 싶습니다.

"등산객들에게 에너지를 아끼며 걷는 법을 전수했습니다. 무릎을 굽히는 동작은 등산할 때 반드시 필요한 움직임이에요."

- 핫토리 도오루(50세), 등산가·물리치료사

저는 일본의 북알프스, 히다 산맥이 보이는 나가노현 하쿠바무라에서 물리치료사로 일하고 있습니다. 대학 시절에 시작한 등산은 지금도 계속하고 있고 프리클라이밍부터 겨울철 알파인클라이밍까지 다양하게 즐기고 있죠. 이런 등산 경험과 물리치료사의 지식을 바탕으로 많은 사람이 낙상 사고나 부상 없이 안전하게 등산하기를 바라는 마음에 나가노현 산악종합센터에서 일반 등산객을 대상으로 강좌를 열고 있습니다.

등산할 때 에너지를 아껴 쉽게 지치지 않으려면 어떻게 해야 하는지, 넘어지지 않고 안전하게 걸으려면 어떻게 해야 하는지 혼자 고민하던 중에 기데라 선생님을 처음 알게 되었어요. 신체를 움직이는 방법에 대한 책을 읽고 인터넷에서 조사를 하다가 몸의 움직임을 독자적인 방식으로 고찰한 기데라 선생님의 홈페이지를 접하고 관심을 갖기 시작했죠. 그리고 2018년 선생님의 수업에 참가했습니다.

걷기의 기본을 배우면서 저 스스로도 효율적인 걸음걸이의 원리를 깊이 이해할 수 있었습니다. 그리고 산을 오를 때 효율적으로 걸으려면 어떻게 해야 하는지 등산객들에게 쉽게 설명할 수 있게 되었죠.

전문가 한마디

제가 제안한 걷는 법을 등산에 적용하고 싶다는 연락을 받고 그를 처음 만났습니다. 저명한 등산가라는 사실은 나중에야 알았지요. 핫토리 씨는 1995년 일본인 최초로 가셔브룸 연봉에 속하는 '브로드피크(해발 8047m)'에 올라 북봉, 중앙봉, 주봉을 잇는 무산소 종주 등반에 성공한 팀의 일원입니다. 제게 산은 오르는 것이 아니라 걷는 것이라는 사실을 처음 알려주었고, 지금은 저의 등산 스승이기도 하지요.

선생님이 말하는 걷기의 기본 동작, 즉 무릎을 구부리고 발뒤꿈치로 바닥을 밟고 앞으로 나아가는 동작은 안전하고 효율적인 걸음으로 등산하기 위해 없어서는 안 되는 요소입니다. 평지와 산은 서로 다르지만, 몸이 받는 부담을 최대한 줄이고 몸을 편안하게 움직이는 데 필요한 기본 동작은 동일하죠. 특히 초보자는 몸의 부담을 되도록 덜어내야 낙상 사고나 부상을 예방할 수 있습니다.

일상생활에서 걷는 방법을 먼저 바꾼다면 등산할 때도 몸을 더욱 매끄럽게 쓸 수 있으리라 생각합니다.

"걷는 법을 바꾼 뒤로 힘에 의지해서 움직이는 습관이 사라졌어요! 이제 운동할 때도 쉽게 피곤해지지 않아요."

- 이시다 모토코(47세), 인스트럭터

슬라럼, 프리스타일 카약, 스쿼트라는 세 가지 경기에 출전하는 카약 선수입니다. 그 밖에 스키도 하고 있고요. 평소부터 이런 운동이나 스포츠를 비롯한 모든 움직임은 걷기가 기본이라고 믿고 있었기에 선생님이 제안하는 걷기에 관심을 갖게 되었죠.

신체의 기능을 하나하나 배우면서 몸에 무리가 되지 않도록 움직이려면 어떻게 해야 하는지 깨달았습니다. 무엇보다 걷는 법을 바꾼 뒤로 힘만 믿고 움직이는 버릇이 사라졌어요. 중심을 이동하며 편안하게 몸을 움직일 수 있어서 운동을 해도 쉽게 지치지 않게 되었죠. 걷는 방법을 바로잡는 것은 건강뿐만 아니라 운동 실력과 기록 향상으로도 이어지는 하나의 방법이라고 생각합니다.

 전문가 한마디

걸음걸이가 세련된 사람이라는 것이 그녀의 첫인상이었습니다. 알고 보니 프리스타일 카약의 일본 대표 선수로, 세계선수권대회는 물론 2012년 런던올림픽 시범 경기에도 출전했었지요. 신체에 대한 지식도 풍부해서 역시 뛰어난 선수라고 감탄한 기억이 있습니다.

일곱 번째
이야기

"걷는 법을 바꾸었더니
달리는 방법도 달라졌어요!
아이들에게 올바른 자세와
걷기를 가르쳐주고 있습니다."

- 쓰지가이토 히데유키(57세), 공무원

고등학교 때 육상을 시작해 졸업 후 실업팀에서 활동하다가 지금은 취미로 달리기를 하고 있어요. 러너로서 몸에 부담이 되지 않도록 더 효율적으로 달리려면 어떻게 해야 할지 궁리하던 중에 선생님의 저서를 발견했습니다. 그것이 선생님께 걷는 법을 새로이 배우는 계기가 되었죠. 평소 부상이나 자잘한 문제가 많았던 터라 재활 차원에서 걷기 연습을 하기 위해 선생님께 걷는 법을 배우기 시작했습니다. 걷는 법이 달라지니 달리는 방식 또한 명확하게 달라졌어요. 편안하게 몸을 앞으로 옮기게 되면서 자연히 부상도 줄어들었죠. 지금은 아이들을 대상으로 육상을 지도하고 있습니다. 평소 걸음걸이가 운동 능력 향상으로도 이어진다는 사실을 직접 실감했기에 아이들에게도 걸음걸이와 자세에 중점을 두고 육상을 가르치고 있습니다.

전문가 한마디

걷는 방식을 달리기에도 적용하기 위해 수업에 찾아오셨지요. 제가 제안하는 걷기는 아이들에게도 적합한 방식입니다. 쓰지가이토 씨를 통해 많은 아이들이 올바른 걷기를 실천하고 있다니 정말 기쁩니다.

"무릎이 가벼워지니
움직임이 부드러워졌어요.
걷는 자세가 좋다고 칭찬받아서
깜짝 놀랐답니다."

- 마에다 도모코(54세), 영업직

쉰을 넘긴 무렵부터 오른쪽 무릎 안쪽이 아파오기 시작했어요. 그동안 다양한 운동을 배웠지만 걷는 방법을 배워야겠다고 생각해 본 적은 없었어요. 그런데 우연히 인터넷에서 선생님의 걷기 교실을 발견하고 관심이 생겨 참가했죠. 그것이 걸음걸이를 바꾸는 계기가 되었습니다. 수업을 들으면서 제가 발끝에 체중을 싣고 무릎을 펴면서 걷는다는 사실을 깨달았어요. 그후로 일상생활에서 무릎을 구부리고 걸으면서 점점 무릎이 가벼워지고 움직임이 부드러워지기 시작했습니다. 어깨의 위치를 신경 쓰게 된 뒤로는 걷는 자세가 좋아졌다고 친구들에게 칭찬까지 받아서 깜짝 놀랐어요.

 전문가 한마디

> 마에다 씨는 보폭이 넓고 무릎을 쭉 펴면서 걷는 습관이 있었습니다. 서 있을 때도 무릎에 힘을 지나치게 많이 주고 무릎을 뻗는 경향이 있었고요. 걷는 법을 바꾸니 무릎에서 불필요한 힘이 빠지고 선 자세도 안정적으로 바뀌었습니다.

머리와 턱의 위치에 주의하자

몸을 움직일 때 머리가 어떻게 움직이는지에 대해서는 그리 자세히 다룬 적이 없지요. 지금 여러분이 육상 경기 트랙에서 코너를 달리고 있다고 상상해 보세요. 이때 머리는 어떤 상태일까요? 코너를 빠르게 돌기 위해 머리를 안쪽으로 기울이고 있을까요?

사실 머리는 지면과 수직 상태를 유지하고 두 눈은 지면과 수평 상태를 유지합니다. 평소 오토바이나 자전거를 타는 사람은 어떤 느낌인지 바로 이해할 수 있을 겁니다. 야구 등과 같은 운동경기에서 공을 던지거나 배구 시합에서 리시브 동작을 할 때도 같은 현상이 나타납니다.

우리의 머리는 지면에서 위로 멀리 떨어진 위치에 있습니다. 머리가 무겁다 보니 머리의 위치나 기울기에 따라 몸의 중심도 크게 변화하지요. 따라서 운동할 때 머리를 좌우로 기울이지 않는 것이 몸을 움직이는 포인트입니다.

하나 더 덧붙이고 싶은 점은 턱의 위치입니다. 머리를 수직으로 유지할 때는 턱을 조금 들기보다는 머리 전체를 앞으로 조금 내미는 느낌을 찾는 것이 더 합리적인 움직임으로 이어집니다. 머리를 이 위치에 유지하면 귓구멍과 코 아래를 잇는 선이 지면과 수평을 이루고 견갑골 주변 근육이 이완되어 몸의 움직임이 부드러워지기 때문이지요. 걸을 때도 이런 자세를 취하면 팔을 매끄럽게 흔들 수 있습니다.

하지만 실제로는 많은 사람이 올바른 머리 위치를 유지하는 데 어려움을 겪습니다. 편안하게 몸을 움직이기 위해서 평소 걸을 때나 생활할 때 머리를 어디에 두어야 편한지 한 번쯤 생각해 보시기를 바랍니다.

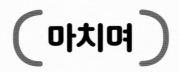

지금까지 올바른 걷기의 기본이라 생각하는 '굽히며 걷기'와 통증별, 상황별 걷는 법 그리고 굽히며 걷기와 등산 및 달리기의 관계를 살펴보았습니다. 어떠셨나요? 어떤 분은 책을 읽으면서 이미 걷는 동작을 고쳐보고자 곧장 연습에 돌입했을지도 모르고, 또 어떤 분은 책을 다 읽고 나서 걸음걸이를 바로잡아 봐야겠다고 결심했을지도 모릅니다.

그동안 걷는 방법을 연구하고 실천하면서 지금 우리의 걸음걸이는 너무나 획일화되어 있다고 뼈저리게 느꼈습니다. 통증과 상황에 따른 걷는 법을 소개한 장에서 이야기했듯이 목적에 맞는 다양한 방식으로 걷는다면 어떨까요? 저는 "걷기에 정답은 없다."라고 말합니다. 우리는 자동차를 탈 때 어디에서 무엇을 위해 타느냐에 따라 다른 차를 선택합니다. 짐을 옮길 때는 작은 트럭, 주차 공간도 도로도 좁은 거리에서는 쉽게 움직일 수 있는 작은 경차, 멀리 나갈 때는 좌석이 편안한 중형 세단처럼 말입니다. 본래 걸을 때도 이와 마찬가지로 각자의 목적에 따라 다른 방식을 취해도 된다는 뜻이지요. '걷기의 정답'이라는 말로 걸음걸이를 하나로 좁혀서는 자동차처럼 효율적으로 이용할 수 없습니다.

통증별 걷는 법에 관해서는 의료에 종사하지 않는 제가 이런 이야기를 해도 좋을지 망설이기도 했지만, 좀 더 많은 사람의 통증을 덜어줄 수 있기를 바라는 마음으로 적어보았습니다. 처음에는 서두르지 말고 기본이 되는 '굽히며 걷기'를 천천히 연습해 보세요. 기본이 몸에 익으면 그 후에 통증과 상황에 따른 걷는 법에 도전하면 됩니다. 걸으면서 지금까지와는 전혀 다른 느낌을 받을 수 있을 겁니다.

요즘은 건강수명이라는 말을 특히 많이 듣습니다. 건강수명이란 아무런 간호나 도움 없이 자립하여 생활할 수 있는 생존 기간을 뜻합니다. 세계보건기구(WHO)가 2000년 이 개념을 처음 내놓은 뒤로 세계에서도 건강수명에 주목하기 시작했지요. 기대수명에서 건강수명을 빼면 입원이나 요양을 하며 생활하는 기간을 대략적으로 알 수 있습니다. 2020년 한국 남성의 건강수명은 65.6세이며 여성은 67.2세입니다. 그리고 남성의 기대수명은 80.5세이고 여성은 86.5세이니 몸이 아픈 기간은 남성의 경우 약 15년, 여성의 경우 약 19년이나 된다고 할 수 있습니다. 건강수명의 기본은 '혼자 걸을 수 있는가'입니다. 저는 '보행수명'이라는 말을 사용하지요. 많은 사람이 하루라도 더 오래 걷는 것이 저의 바람이기도 합니다.

마지막으로 이 책을 완성하는 데 도움을 주신 모든 분께 감사의 마음을 전하며 펜을 놓습니다.

기데라 에이시

걷는 법을 바꾸면
통증이 사라진다

초판 발행 · 2023년 4월 1일

지은이 · 기데라 에이시
옮긴이 · 지소연
발행인 · 이종원
발행처 · (주)도서출판 길벗
출판사 등록일 · 1990년 12월 24일
주소 · 서울시 마포구 월드컵로 10길 56(서교동)
대표전화 · 02)332-0931 | **팩스** · 02)323-0586
홈페이지 · www.gilbut.co.kr | **이메일** · gilbut@gilbut.co.kr

편집 팀장 · 민보람 | **기획 및 책임편집** · 백혜성(hsbaek@gilbut.co.kr) | **제작** · 이준호, 김우식
영업마케팅 · 한준희 | **웹마케팅** · 김선영, 류효정 | **영업관리** · 김명자 | **독자지원** · 윤정아, 최희창

표지 디자인 및 본문 조판 · 박찬진 | **교정교열** · 지소연
CTP 출력 · **인쇄** · 교보피앤비 | **제본** · 경문제책

• 잘못 만든 책은 구입한 서점에서 바꿔 드립니다.
• 이 책은 저작권법에 따라 보호받는 저작물이므로 무단전재와 무단복제를 금합니다.
  이 책의 전부 또는 일부를 이용하려면 반드시 사전에 저작권자와 출판사 이름의 서면 동의를 받아야 합니다.

ISBN 979-11-407-0375-3 (03510)
(길벗 도서번호 020196)

정가 16,000원

독자의 1초까지 아껴주는 길벗출판사

(주)도서출판 길벗 | IT교육서, IT단행본, 경제경영서, 어학&실용서, 인문교양서, 자녀교육서 www.gilbut.co.kr
길벗스쿨 | 국어학습, 수학학습, 어린이교양, 주니어 어학학습, 학습단행본 www.gilbutschool.co.kr